Martina Tischer

Braucht die Seele Apfelstrudel?

MARTINA TISCHER

BRAUCHT DIE SEELE APFELSTRUDEL?

Gefühle essen mit – Wie man schlank und glücklich wird

GOLDEGG VERLAG

Bildrechte Autorenfoto: Peter Hofmann
Bildrechte Umschlag: © fabrice rousselot – Fotolia.com

Der Verlag und seine Autorin sind für Reaktionen, Hinweise oder Meinungen dankbar. Bitte wenden Sie sich diesbezüglich an verlag@goldegg-verlag.at.

ISBN Print: 978-3-902729-47-7
ISBN E-Book: 978-3-902729-48-4

Mommsengasse 4/2 • A-1040 Wien
Telefon: +43 (0) 1 5054376-0
E-Mail: office@goldegg-verlag.com
http://www.goldegg-verlag.com
Herstellung: Goldegg Verlag GmbH, Wien
Druck: CPI Moravia Books

Für meine Familie, in Liebe.

Martina Tischer

Vorwort

Vor ungefähr zehn Jahren habe ich mir im Fernsehen eine Talkshow angesehen, das Thema der Sendung lautete „Essen und Abnehmen". Unter den Gästen war eine ziemlich dicke Dame, die von ihrem Essverhalten erzählt hat. Ich weiß nicht mehr genau, was sie alles gesagt hat, aber ein spezieller Satz blieb in meinen Gedanken hängen und hallt noch heute nach. Sie meinte, dass Apfelstrudel das Allerbeste wäre – besonders dann, wenn er mit viel Schlagobers serviert wird. Apfelstrudel sei ihr ganz wichtig, sie bräuchte ihn für ihre Seele, damit diese glücklich ist.

Auch ich liebe Apfelstrudel. Besonders gern habe ich ihn, wenn er warm serviert wird, mit Vanillesauce. Hin und wieder gönne ich mir ein Stück dieser Köstlichkeit. Ich backe ihn selbst und genieße ihn zusammen mit lieben Freunden zum Kaffee. Er schmeckt mir sehr, aber meine Seele kann ich damit nicht nähren.

Essen macht unsere Seele nicht satt. Was sie braucht, sind hingegen schöne Erfahrungen und Farben, inspirierende Bilder und viel Liebe. Ich habe im Laufe meines Lebens gelernt, den Hunger nach Nahrungsmitteln vom Hunger nach anderen Dingen zu unterscheiden. Denn lange Zeit habe ich Emotionen mit Essen hinuntergeschluckt, damit ich Unangenehmes nicht spüren musste und damit ich meine Traurigkeit und meinen Schmerz wegessen und damit auch wegsperren konnte.

Heute genieße ich das Essen wieder und ich kann auch meine Gefühle wieder zulassen und spüren. In diesem Buch möchte ich in klar verständlichen Schritten erklären, wie sich eine gesunde Einstellung zum Essen entwickeln kann, ohne dass man dabei den Genuss verliert. Außerdem zeige ich, wie man wieder Zugang zu den eigenen Gefühlen finden und diese frei fließen lassen kann.

Ihre Seele wird aufhören zu hungern und wieder satt werden – auch ohne Apfelstrudel.

Alle Geschichten und Erlebnisse, die ich in diesem Buch erzähle, beruhen auf wahren Tatsachen. Um die Privatsphäre der beteiligten Personen zu schützen, habe ich deren Namen geändert.

Martina Tischer

Inhaltsverzeichnis

I. Problemkind Hunger

Meine Geschichte

Ich kann mich noch sehr gut an den Tag erinnern, als ich Essen zum ersten Mal dazu benutzt habe, mich nicht spüren zu müssen. Es war September, ich war 17 Jahre alt und gerade von meinem dreimonatigen Schulpraktikum im Salzkammergut zu meiner Familie nach Hause zurückgekehrt.

Ich hatte einen herrlichen Sommer hinter mir. Gemeinsam mit meiner Freundin Britta arbeitete ich als Serviererin in einem gut besuchten Restaurant. Nach unserem Dienst schwammen wir im nahe gelegenen See, abends gingen wir aus, lernten Jungs kennen und feierten Partys. Wir genossen die Zeit, waren sorglos und unbeschwert. Wir amüsierten uns prächtig und unsere Tage waren angefüllt mit Lachen und Spaß.

Nach dem Praktikum war ich wieder zu Hause, in meinem kleinen und ruhigen Heimatdorf, in dem wir auch ziemlich abgeschieden wohnten. Meine Schulfreundinnen wohnten zu weit entfernt, sodass ich sie nie besuchen konnte. Ich war weit weg von meinen neuen Freunden und stattdessen bei meinen Eltern, die mich nicht verstanden und die scheinbar nicht an meinem Leben interessiert waren. Für sie gab es andere wichtige Dinge zu tun: sich um meine noch sehr kleinen Geschwister zu kümmern und das normale Landleben aufrechtzuerhalten.

Wenn ich mich heute an diese Zeit zurückerinnere, sehe

und bewerte ich natürlich alles ganz anders. Meine Eltern taten immer ihr Bestes, um meinen fünf Geschwistern und mir ein geborgenes Heim zu schaffen und uns alle Möglichkeiten zu bieten, das Beste aus unserem Leben zu machen. Ich hatte eine wunderschöne Kindheit, ich liebe meine Eltern und alle meine Geschwister. Jeder von uns hat seine Herausforderungen und seine Geschichte, trotzdem ist jeder von uns einzigartig und auf seine ganz besondere Weise liebenswert. Ich könnte mir keine bessere Familie vorstellen.

Doch damals, mit meinen 17 Jahren, war ich mitten im Prozess des Erwachsenwerdens und sah das etwas anders. Zu jener Zeit war überhaupt alles anders: Mein Drang nach Lebenserfahrung zwang mich dazu, die geschützte Welt des Elternhauses zu verlassen. Ich rebellierte, weil ich mit dieser Normalität nichts zu tun haben wollte. Ich war wild und ungestüm und wollte wieder Partys feiern. Ich vermisste das spannende Leben, das ich im Sommer geführt hatte, sehr. Dort war ich beachtet und anerkannt worden, hier kümmerte es jedoch niemanden, was ich wirklich dachte. Meine Sehnsucht danach, ein aufregendes Leben zu führen, interessierte weder meine Eltern noch meine kleinen Geschwister (die mit ihren paar Jahren auch noch viel zu jung dafür waren). Meine älteren Geschwister waren bereits von unserem Zuhause ausgezogen und machten ihre eigenen Erfahrungen. Ich war mit mir alleine.

Ich kann mich noch gut daran erinnern, wie ich eines Tages in meinem Bademantel am Herd gestanden bin und das Frühstück für mich zubereiten wollte. Es waren Spiegeleier. Meine Großmutter kam in die Küche und meinte, als sie mich von hinten betrachtete: „Dein Hinterteil ist auch ganz schön dick geworden." Ich war geschockt. Ich war gekränkt. Ich war ein ganz normaler, schlanker Teenager und mein Körper hatte sich in den drei Monaten des Praktikums nicht verändert. Ich wusste, dass ich so viel wog wie vorher, denn ich hatte nach meiner Rückkehr mein Gewicht überprüft und auch meine Hosen passten genauso gut wie zuvor.

Aber dieser eine Satz, eher lustig und ganz und gar nicht böse von meiner Großmutter gemeint, löste etwas in mir aus. Aufgestaute Frustration und Unzufriedenheit kamen an die Oberfläche. Der Schmerz der Kränkung stieg in mir auf. Warum durfte ich nicht so sein, wie ich war? Niemand hatte das Recht, mich zu kritisieren, weder meinen Körper noch mein Wesen! War ich nicht in Ordnung, so wie ich war? Anscheinend nicht! Ich hatte einen dicken Hintern und war nicht schlank genug. Ich war nicht schön genug und nicht gut genug. Denn sonst würden mich meine Eltern lieben und mich verstehen und auch meine Großmutter würde mich nicht kritisieren. Ich war nicht liebenswert, denn wenn ich es gewesen wäre, hätten mir meine Eltern mehr Aufmerksamkeit geschenkt, mir zugehört, mich ermutigt und in der schwierigen Phase des Erwachsenwerdens unterstützt. Meine Gedanken drehten sich im Kreis, gingen wild kreuz und quer und für einen kurzen Moment hörte ich diese Schreie nach Hilfe aus meinem tiefsten Inneren. Ich wollte sie aber nicht hören. Ich verschloss mein Herz mit gespielter Gleichgültigkeit, ließ die Spiegeleier auf meinen Teller rutschen und begann zu essen.

In meinem Herz blieb der folgende Satz hängen und arbeitete unbewusst weiter: „Ich bin nicht liebenswert und ich bin nicht gut genug." Diese Überzeugung, tief in meinem Inneren vergraben, prägte die Erfahrungen der darauffolgenden fünfzehn Jahre. Auf der Suche nach Liebe und auf der Suche nach Bestätigung wurde das Essen zu meinem Verbündeten, mein Körper hingegen zum Feind.

Gewicht war in unserer Familie eigentlich nie ein großes Thema gewesen, dachte ich damals jedenfalls. Es wurde einfach nicht darüber gesprochen, genauso wenig, wie über Gefühle oder unangenehme Themen gesprochen wurde.

Auch Körperlichkeit war tabu, genauso wie Sexualität. Wenn ich heute an meine Kindheit denke, ist mir bewusst, dass Schlanksein in meinem Elternhaus sehr wohl eine Rolle spielte, wenn auch unbewusst. Meine Mutter war eine wunderschöne Frau mit weiblichen Rundungen und kritisierte ständig ihr Gewicht. „Ich bin zu dick", sagte sie und zeigte sich daher auch nicht gerne im Badeanzug. Ich sah sie nie viel essen. Für meine Mutter war es wichtig, die Familie mit Essen zu versorgen und gut für uns zu kochen. Es war ihre Art, uns ihre Liebe zu zeigen. Mein Vater, er war sehr schlank gebaut und nie der Typ für Übergewicht, sprach gelegentlich abfällig über Menschen, die zur Fülle neigten und zugenommen hatten. „Wie die aussieht", kommentierte er oft zynisch das Aussehen anderer Frauen.

Nach der für mich so kränkenden Aussage meiner Großmutter aß ich in den nächsten zwei Wochen jeden Tag so viel, dass ich mich permanent angestopft fühlte. Ich aß nicht, weil ich hungrig war. Ich fühlte mich schlecht und Essen verschaffte mir ein kurzfristiges Wohlgefühl. Ich wünschte mir so sehr mich wieder gut zu fühlen und griff, wie wenn mich etwas dazu zwingen würde, ständig zum Essen. Ich aß, weil ich dem Sommer nachtrauerte, weil mich das Leben anödete, weil ich die Partys vermisste, weil kein einziger Junge da war, der mich süß fand, weil mich keiner verstand und mich keiner beachtete. Ganz tief in mir drinnen war mir durchaus bewusst, dass auch das permanente Essen mir nicht all das geben konnte, aber wenn dieser kleine Gedanke es kurz wagte, sich blicken zu lassen, schob ich ihn sofort wieder weg. Ich konnte nicht anders. Ich wollte nicht anders und erst recht wollte ich darüber auch gar nicht nachdenken. Sobald ich aß, stellte sich ein wohliges Gefühl ein, dann war mir für einen Augenblick alles andere egal. Mein Denken setze aus und ich spürte mich nicht mehr.

Wenn ich heute zurückblicke, erkenne ich ganz deutlich

die negative Spirale, in der ich mich befand. Hätte ich aufgehört zu essen, hätte ich mich entsetzlich alleine und verloren gefühlt – und das hätte sehr weh getan. Ich wollte diesen Schmerz nicht fühlen und hätte ihn wahrscheinlich auch gar nicht ausgehalten. Ich wollte nicht spüren, dass ich nicht mehr hineinpasste in dieses kleinkarierte Landleben. Ich wollte nicht spüren, dass ich anders war und anders dachte als meine Familie. Also habe ich gegessen. Innerhalb von zwei Wochen hatte ich ganze 5 kg zugenommen, wodurch ich mich in meinem Körper schrecklich unwohl fühlte.

Nach diesen zwei furchtbaren Wochen fuhr ich mit meinen beiden Schulfreundinnen Marianne und Britta für eine Woche nach Italien, um dort zu zelten. Endlich konnte ich dem langweiligen Leben entkommen und wieder Spaß haben! Auf dem Campingplatz in Rimini lernten wir drei italienische Jungs in unserem Alter kennen. Wie praktisch – einer für jede von uns! Der mir zugedachte Typ hieß Paolo. Er war lang und schlaksig und hatte viele dunkle Haare, die ihm wirr vom Kopf standen. Ich fand ihn nicht besonders umwerfend. Ihm schien es da allerdings anders zu gehen, er startete zahllose plumpe und unbeholfene Annäherungsversuche. Ich war aber einfach nicht in ihn verliebt, wehrte seine Küsse ab und weigerte mich mit ihm zu schlafen. Warum sollte ich auch? Nur weil er Italiener war und ich auf Urlaub? Warum konnte ich nicht einfach nur mit ihm plaudern? Paolo fühlte sich durch mein Verhalten sichtlich in seinem Stolz verletzt und sprach für den Rest der Woche kein Wort mehr mit mir. Was für ein Desaster, nun hatte ich niemanden mehr!

Marianne und Britta hatten hingegen Glück, beide waren in ihre Italiener verschossen und amüsierten sich mit ihnen. Paolo hatte sich am Campingplatz mit anderen Mädchen befreundet und war tagsüber die meiste Zeit nicht zu sehen. Neben den beiden Paaren war ich jetzt das fünfte Rad am Wagen und wieder einmal gehörte ich nicht dazu. Ich versuchte mir nicht anmerken zu lassen, wie alleine ich mich fühlte und wie sehr es mich verletzte, dass Paolo mich bei den gemeinsamen Mahlzeiten total ignorierte. Er tat so, als würde ich nun überhaupt nicht mehr existieren. Ich fand ihn zwar nicht besonders attraktiv, aber dennoch verletzte es mich, dass dies offenbar nun auf Gegenseitigkeit beruhte und er sich nicht trotzdem weiter um mich bemühte. Nach außen hin gab ich mich witzig und gut gelaunt, aber tief in mir drinnen litt ich furchtbar. Es sollte jedoch keiner sehen, wie schlecht ich mich fühlte. „Du bist ganz einfach zu dick", dachte ich mir. „Warum sollte ein Junge überhaupt mit dir reden? Du hast 5 kg zugenommen, du bist nicht mehr attraktiv!", setzte ich nach. Ich hatte mich von Anfang an nicht wohl gefühlt in meinem Bikini und jetzt hatte ich die Bestätigung: Mit dieser Figur war es kein Wunder, dass ich nicht gemocht wurde.

Es ist wohl kein Wunder, dass mein Verhältnis zu italienischen Männern bis heute etwas zwiespältig ist. Ich hatte die Erfahrung gemacht, abgewiesen zu werden, und hatte das auf mein Gewicht bezogen. Was heute wie ein unüberlegter Fehlschluss klingt, schien mir damals absolut plausibel. Aber ich konnte es ja auch nicht besser wissen. Damals war ich 17, tief verunsichert, mit wenig Selbstbewusstsein und noch weniger Lebenserfahrung. Meine enttäuschten Gefühle taten ihr Übriges dazu und verhinderten eine objektive Sicht auf das Geschehene.

Kaum war ich aus dem Urlaub zurück, begann auch schon das neue Schuljahr. Ich nahm mir fest vor meine fünf Frustkilos wieder abzunehmen. Ich versuchte wenig zu essen: Morgens ließ ich das Frühstück weg und aß mein Jausenbrot erst so spät wie möglich. Wenn ich am Nachmittag von der Schule heimkam, nahm ich mir nur eine Kleinigkeit vom Essen, das meine Mutter für mich warmgehalten hatte. Ein bisschen Suppe oder etwas gedünstetes Gemüse, je nachdem, was es gab. Das Abendessen ließ ich dann ganz ausfallen. Oft hungerte ich und aß tagsüber überhaupt nichts. Der Hunger schlug aber zurück und wenn ich es dann abends nicht mehr aushielt und mein Körper meinen Willen bezwungen hatte, aß ich, bis mir schlecht war. Dann verdrückte ich die Reste vom warmen Mittagessen, schnitt mindestens drei dicke Scheiben Brot vom Laib und belegte sie reichlich mit Wurst und Käse. Als Abschluss musste dann noch ein großes Stück Kuchen oder einige Rippen Schokolade herhalten. Danach war ich wirklich angestopft und schwor mir nie wieder so viel zu essen. Am nächsten Tag hungerte ich natürlich wieder bis zum Abend (die Sünden vom Vorabend mussten ja wieder weggehungert werden) – und der Kreislauf begann von Neuem. Ich wog mich täglich, zeichnete jedes Gramm an gewonnenem und verlorenem Gewicht auf. Ständig hatte ich die Zahl auf der Waage in meinem Kopf, sie bestimmte darüber, ob ich mich am jeweiligen Tag gut oder schlecht fühlte. Ich verlor mein natürliches Empfinden von Hunger und Sattheit, denn ich aß entweder so lange nichts, bis ich ausgehungert war, oder ich stopfte mich voll. Zwischendurch gab es auch gute Tage. Dann schaffte ich es, normal zu essen und rechtzeitig aufzuhören. Aber sobald unangenehme Gefühle in mir hochkamen, griff ich wieder nach etwas Essbarem. Ich konnte nicht mehr unterscheiden, ob ich wirklichen Hunger hatte oder ob es „Hunger“ war, der durch meine Emotionen ausgelöst wurde. Irgendwie wurden alle Gefühle mehr und mehr vom Essen überdeckt. Wann immer ich hungrig oder frustriert oder traurig war, holte ich mir Kuchen oder eine Handvoll Kekse aus der Speisekammer. Dort gab es übrigens immer genug davon, ich konnte also aus dem Vollen schöpfen. Ich ging dann mit meinen dort gesammelten Schätzen auf mein Zimmer und legte mich aufs Bett. Während ich mit der süßen Ladung zuerst meinen

Hunger und dann mein Chaos der Gefühle vorübergehend beruhigte, träumte ich von einem aufregenden Leben, in dem ich schlank war, ein Leben, in dem ich beachtet und anerkannt wurde.

Hunger genau betrachtet

Hunger ist lebensnotwendig und daher auch ein sehr starker Trieb, der die ausreichende Versorgung mit Nahrung gewährleisten soll. Hunger macht sich als intensive Empfindung bemerkbar, er fühlt sich an wie eine quälende Leere im Magen, die sich unerträglich ausbreitet. Den biologischen Mechanismus des Hungers kann man sich, etwas vereinfacht, so vorstellen: In unserem Gehirn befindet sich eine Kommandozentrale, das Hunger- und Sättigungszentrum. Diese Zentrale empfängt Signale vom Körper, die von Botenstoffen, den sogenannten Neurotransmittern, übertragen werden. In dieser Zentrale wird also der Hunger gemeldet und anschließend auch die Sättigung.

Wenn wir essen, wird die Nahrung im Körper aufgespalten. Die dabei entstehenden Glukosemoleküle werden über den Darm ins Blut aufgenommen und von dort aus zur Energiegewinnung in die Zellen weitertransportiert. Wir brauchen Energie, um zu leben, um zu atmen und um uns zu bewegen, sowie für alle komplexen Stoffwechselvorgänge: für das Schlagen des Herzens, für den Umbau und die Erneuerung der Zellen und für die Verdauung. Wir brauchen aber auch Energie, um zu denken und zu fühlen, um zu träumen und unseren Körper kontrollieren zu können.

Im Vergleich zu seiner Größe braucht unser Gehirn sehr viel Energie, nämlich 130 g Glukose pro Tag. Das entspricht in etwa einer kleinen Tasse Haushaltszucker, was ja doch eine ganze Menge ist. Das Gehirn entscheidet auch, wohin die im Blut befindliche Glukose transportiert wird. Dabei versorgt es zuerst sich selbst und erst wenn es selbst genug Energie geliefert bekommen hat, wird das Speichergewebe – also das Muskel- und Fettgewebe – versorgt. Dieser Mechanismus erklärt auch, warum wir nach einer Prüfung oder nach konzentriertem Arbeiten Hunger verspüren. Die Glukose im Blut ist aufgebraucht und das Gehirn fordert Nachschub an, um seinen Energiebedarf unmittelbar decken zu können. Das Hungerzentrum wird aktiviert und Hungergefühl entsteht, es wird signalisiert, dass sofort gegessen werden soll.

Fazit: Letztendlich bestimmt also unser Gehirn über unseren Hunger.

Ein gesunder Körper strebt immer nach Harmonie, sowohl auf der metabolischen Ebene – also der Ebene des Stoffwechsels – als auch auf der emotionalen Ebene. So können eine ungesunde Lebensweise, Stress und andere Faktoren dazu führen, dass es zu Störungen der Energiebeschaffung im Gehirn kommt. Das an sich sehr ausgeklügelte System gerät durcheinander und falsche Signale werden gesendet. Auf die dadurch entstehenden Probleme werde ich in den folgenden Kapiteln noch näher eingehen.

Dass wir essen müssen, um leben zu können, ist mit Sicherheit kein Geheimnis. Unser Hunger teilt uns dazu ganz vehement mit, wann es Zeit dafür ist, etwas zu essen. So sollte es jedenfalls sein. Wir sollten essen, wenn wir hungrig sind – das klingt ja recht einfach. Ist es das aber auch? Eigentlich schon, aber um zu essen, wenn wir hungrig sind, müssen wir zuerst einmal wissen, wann wir hungrig sind und wie sich echter Hunger zeigt.

Viele Menschen haben vergessen, wie sich richtiger körperlicher Hunger anfühlt, oder verlernt ihn überhaupt zuzulassen und daher auch wahrnehmen zu können. Viele verwechseln ihn mit Appetit oder mit der Lust zu essen. Manche denken, dass sie, wenn etwas Essbares vor ihnen steht und sie den Impuls verspüren, danach zu greifen, tatsächlich hungrig sind. Das ist allerdings definitiv kein physischer Hunger. Meist passiert das dann, wenn man sich unwohl fühlt oder das Verlangen hat, etwas zu beißen. Viele sind schlichtweg müde oder durstig oder gestresst und deuten das als ein Zeichen dafür, dass sie etwas essen sollten. Wenn wir Appetit auf etwas haben, sind wir wählerisch und wollen etwas Bestimmtes essen, weil wir uns nach dem Geschmackserlebnis sehnen. Appetit zu haben heißt aber nicht, hungrig zu sein. Denn Lust auf Essen können wir jederzeit bekommen, der Drang, dann etwas zu essen, kann aber auch hier sehr stark sein. Die Unterscheidung zwischen dem tatsächlichen Hunger und der Lust, etwas zu essen, ist daher oft nicht einfach zu erkennen. Aber all das ist auch nicht der Hunger, den ich meine, der physische Hunger, auf den wir im Idealfall warten sollten, bevor wir Nahrung zu uns nehmen.

Es gibt viele Anzeichen dafür, wie sich Hunger bemerkbar machen kann. Manchmal merkt man ein leichtes Knurren und Grummeln im Magen, vielleicht auch ab und zu einen leichten Druck im Kopf. Manche Menschen bekommen Kopfschmerzen, werden zittrig oder ihnen wird etwas flau im Magen. Andere bekommen schlechte Laune, reagieren feindselig auf ihre Mitmenschen und werden mitunter sogar aggressiv. Bei mir macht sich der Hunger durch ein unangenehmes Ziehen in der Speiseröhre und durch einen leichten Druck am Gaumen bemerkbar. Wenn bei mir der Magen knurrt, dann ist es höchste Zeit, etwas zu essen.

Je nachdem, wie viel wir essen, kommt der Hunger in gewissen Abständen früher oder später wieder. Essen wir eine kleine Portion, werden wir wahrscheinlich nach ungefähr drei bis vier Stunden wieder hungrig. Ist die Portion groß, kann es oft viel länger dauern, bis sich der Hunger wieder meldet. Welchen Rhythmus wir bezüglich der Mahlzeiten haben, ist sehr verschieden und auch von Gewohnheiten abhängig. Mein Körper verlangt zum Beispiel spätestens vier Stunden nach einer Mahlzeit erneut nach Nahrung. Deshalb habe ich nun auch immer, wenn ich unterwegs bin, etwas Essbares in meiner Tasche, beispielsweise einen Apfel, eine Banane oder ein paar Nüsse. Denn wenn der Hunger bei mir zu stark wird, werde ich nervös, fahrig und unruhig. Esse ich dann innerhalb von 30 Minuten nichts, wird mein Hunger zu Heißhunger und Heißhunger ist nie gut. Er signalisiert einen akuten Glukosemangel im Blut und löst dadurch einen starken körperlichen Drang aus, etwas zu essen. Heißhunger ist schwer zu kontrollieren und noch schwieriger ist es, ihn zu stillen. In so einem Zustand isst man dann das, was „gerade bei der Hand" ist. Oft sind das Lebensmittel, die uns nicht so gut tun und die wir in dieser Menge sonst nicht essen würden. Eine Tafel Schokolade ist bei Heißhunger zum Beispiel schnell verdrückt – wobei dieser damit meist noch immer nicht gestillt ist.

Haben Sie Ihren Hunger schon einmal genau betrachtet? Haben Sie beobachtet, wie er beginnt sich ganz leise zu melden und dann langsam immer fordernder wird? Wissen Sie, in welchen Abständen Sie hungrig werden? Vielleicht möchten Sie Ihren Hunger einmal genau erforschen und herausfinden, wie er sich anspürt. Nehmen Sie sich das nächste Mal, wenn Sie erahnen, dass Sie hungrig werden, fünf Minuten Zeit. Setzen Sie sich bequem hin und entspannen Sie sich, indem Sie einen langen und bewussten Atemzug nehmen. Schließen Sie die Augen und richten Sie Ihre Aufmerksamkeit auf den Hunger. Versuchen Sie die folgenden Fragen für sich zu beantworten: Wie sieht Ihr Hunger aus? In welchem Körperteil können Sie ihn spüren? Wie macht er sich bemerkbar? Können Sie weitere

Veränderungen wahrnehmen? Wie fühlen Sie sich dabei (empfindlich, ein bisschen unrund oder sogar leicht gereizt)?

Es ist Ihr Hunger, der sich bemerkbar macht. Spüren Sie ihn ganz bewusst und atmen Sie in ihn hinein. Öffnen Sie die Augen und schreiben Sie auf, wie sich Ihr Hunger anfühlt – und dann essen Sie etwas.

Wenn Sie sich ein paar Mal in der Art mit Ihrem Hunger oder Appetit auseinandergesetzt haben, können Sie in Zukunft immer besser unterscheiden, ob Sie wirklichen physischen Hunger empfinden oder ob Sie einfach nur etwas essen möchten. Es ist anfangs sicher nicht einfach und auch der Körper kann Sie in die Irre führen, doch mit ein bisschen Übung werden Sie immer besser Ihren Hunger spüren und damit Ihre körperlichen Bedürfnisse besser erkennen können.

Wie hungrig sind Sie? – Die Hungerskala

Wenn Sie herausgefunden haben, wie sich Ihr Hunger anspürt, dann können Sie den nächsten Schritt machen. Hunger ist nämlich nicht gleich Hunger. Sie können nur ein bisschen hungrig sein und mit einem Stück Brot wieder satt werden oder Sie können so richtig heißhungrig sein und das Gefühl haben, die ganze Welt aufessen zu müssen (und dann noch immer nicht satt genug zu sein). Als Orientierungshilfe lege ich Ihnen die nachfolgend beschriebene Hungerskala ans Herz, die ich von der Amerikanerin Linda Spangle, einer Expertin in Bezug auf Gewichtsmanagement, übernommen habe und die ich sehr gerne für meine Klienten und mich verwende. Natürlich gibt es nicht wirklich diese klar voneinander getrennten Stufen, denn Hunger ist linear ansteigend. Dennoch sind diese Phasen des Hungers eine gute Orientierungshilfe bei der Auseinandersetzung mit dem eigenen Hungerempfinden.

Hungerskala

0	neutral, weder hungrig noch voll gegessen
-1	ein bisschen hungrig
-2	sehr hungrig
-3	ausgehungert, Heißhunger

„0“ (neutral, weder hungrig noch voll): Die Null beschreibt den Zustand, in dem man nicht hungrig ist. Der Körper braucht keine Nahrung, er verfügt über ausreichend Energie und ist mit anderen physiologischen Prozessen beschäftigt. In dieser Phase denken wir normalerweise nicht ans Essen und wollen auch nicht essen, das ist zum Beispiel eine Stunde nach dem Mittagessen der Fall. Wenn wir trotzdem etwas essen wollen, bedeutet das, dass wir nicht physisch hungrig sind, sondern sich ein Gefühl (oft nur diffus wahrnehmbar) meldet und wir es nicht spüren wollen.

„-1“ (ein bisschen hungrig): Dieser Skalenwert steht dafür, dass sich der körperliche Hunger ganz leise meldet. Wie er sich anspürt, ist im vorigen Kapitel nachlesbar. Wer sich schon mit seinem Hunger auseinandergesetzt hat, erkennt auch seine spezifischen Signale und weiß, dass der Körper in diesem Zustand Energie in Form von Nahrung braucht. Auf der Stufe -1 sollte man sich langsam Gedanken darüber machen, was man essen könnte, und dies dann im Optimalfall in den nächsten 30 Minuten auch tun.

Sind wir jedoch schon bei **„-2“** (sehr hungrig) angelangt, wird es etwas schwieriger, denn nun ist es höchste Zeit zu essen. Wenn wir sehr hungrig sind, ist es bis zum Heißhunger nicht mehr weit und je länger wir mit der Nahrungsaufnahme warten, desto schwerer fällt es, bewusst, langsam und genussvoll zu essen.

Bei **„-3“** (ausgehungert, Heißhunger) haben wir eindeutig zu lange mit dem Essen gewartet. Hunger ist nun einmal ein sehr starker Trieb und kann daher jegliches (wieder erlernte) gesündere Essverhalten sowie Vernunft und Willensstärke ausschalten. So lange zu warten, bis der Körper ausgehungert ist, kann daher nicht empfohlen werden. Nach meiner Erfahrung erfolgt nach jedem Zustand des Ausgehungertseins eine Essattacke. Dann essen wir in kurzer Zeit viel zu viel und können oft nicht mehr erkennen, wann es Zeit ist aufzuhören.

Trotzdem sollten wir unseren Körper auch dann nicht verurteilen, wenn er sich in kürzester Zeit ganz viel Nahrung holen möchte.

In der heutigen Zeit, die geprägt ist von Diäten und Schlankheitswahn, sind viele so sehr darauf getrimmt, ja nicht zu viel zu essen, dass sie sich als willens- und charakterschwach oder gar als schlechten Menschen bezeichnen, wenn sie einmal mehr essen und dem Heißhunger „nachgeben“. Schuld- und Schamgefühle in Bezug auf Essen sind jedoch die Grundlage jedes gestörten Essverhaltens. Dabei ist Heißhunger eine ganz natürliche körperliche Reaktion. Der Körper braucht Nahrung, weil er Energie braucht. Bekommt er längere Zeit nichts zu essen, glaubt er, dass eine Art Hungersnot ausgebrochen ist. Hungern will er jedoch nicht, er will weiterarbeiten, die Körperfunktionen und das körperliche Gleichgewicht aufrechterhalten – und das mit allen Mitteln. Ist der Körper ausgehungert, dann lässt er uns schlingen und hineinstopfen, wenn er endlich etwas zu essen bekommt. Am liebsten sind ihm dann Nahrungsmittel, die leicht zu essen sind und sofort Energie geben: Brot oder Kuchen oder eine Riesenportion Nudeln.

Ist man einmal hungrig, ist es also gut, nicht zu lange mit dem Essen zu warten. Dann können wir es auch genießen, auf unsere Sattheitsgefühle achten und mit der Nahrungsaufnahme aufhören, wenn wir genug gegessen haben. Um diesen Zeitpunkt besser abzupassen, eignet sich die Beschäftigung mit der Sättigungsskala, die der Hungerskala vom Aufbau her ähnlich ist.

Sättigungsskala

0	neutral, weder hungrig noch voll
+1	satt, zufrieden, gerade richtig
+2	zu viel gegessen, man fühlt sich voll und etwas unangenehm an
+3	vollgestopft, man fühlt sich miserabel

Die einzelnen Phasen der Sättigungsskala sind in Kapitel IV, wo es um unsere Sättigung geht, im Detail beschrieben. Prinzipiell lässt sich sagen, dass auch hier das Gleiche wie bei der Hungerskala gilt. Wir fühlen uns am wohlsten, wenn wir rechtzeitig aufhören zu essen. Wenn wir uns vollstopfen, fühlt sich das sehr unangenehm an. Neben dem körperlichen Unwohlsein kommen dann nämlich meist auch Selbstvorwürfe dazu: „Schon wieder zu viel gegessen, ich fühle mich so schlecht. Jetzt ist es auch schon egal, ob ich den Rest des Kuchens aufesse.“ Diese Verhaltensmuster führen direkt in eine Negativspirale von hungern, überessen, sich schlecht fühlen etc., um dann wieder zu hungern. Es handelt sich dabei um einen Kreislauf, der sehr schwer zu durchbrechen ist.

Wenn Sie mit Ihrem Hungergefühl und Ihrem Gefühl der Sättigung experimentieren möchten, können Sie die Hunger- und Sättigungsskala als Orientierung verwenden. Sie ist eine gute Hilfe, um ein neues und gesünderes Essverhalten zu entwickeln.

Warum wir essen

Haben Sie schon einmal darüber nachgedacht, warum wir eigentlich essen? Zusammengefasst können die Gründe, warum wir zu Essen greifen, in vier verschiedene Kategorien eingeteilt werden.

Essen aus Hunger

Der erste Grund ist offensichtlich und wurde nun schon mehrmals in den vorigen Kapiteln besprochen. Wir alle essen oder sollten essen, weil und wenn wir hungrig sind.

Essen, um den Geschmack zu erfahren

Wir können aber auch essen, weil wir einfach nur den Geschmack erfahren und genießen wollen. Der erste große Hunger ist meist schnell gestillt und zu glauben, dass wir immer nur dann essen, wenn wir hungrig sind, und sofort beim ersten Sattheitszeichen aufhören, ist unrealistisch. Wer isst ein Stück Schokoladentorte, weil er hungrig ist? Verantwortlich für dieses Bedürfnis ist der Genuss. Er ist kein körperliches Bedürfnis, sondern dazu da, um sinnliche Erfahrungen zu machen bzw. diese herbeizusehnen. Man isst also, weil man eine bestimmte Speise kosten möchte, weil man etwas Neues ausprobieren will oder weil man bei der Familie oder bei Bekannten auf Besuch ist und es dort einfach leckere Köstlichkeiten, wie zum Beispiel eine flaumig-cremige Bananenschnitte, gibt.

Mit Genuss meine ich allerdings nicht Völlerei. Etwas zu genießen heißt nicht, so viel zu essen, dass sich der Bauch nach außen wölbt. Oder sich einzureden etwas „kleines Süßes" genießen zu wollen, um dann eine ganze Packung Kekse zu verputzen. Für das „richtige Maß" an Genuss spielt vor allem die Menge dessen, was wir essen, eine Rolle. Denn bei Genuss geht es ausschließlich um die Qualität der sinnlichen Erfahrung und nicht um die Quantität. Der gesunde Menschenverstand lässt einen in der Regel erkennen, wann eine ursprünglich als klein gedachte Portion das gesunde Maß übersteigt. Ein kleines Stück Torte ist Genuss pur, drei Stück Torte sind es nicht mehr. Früher habe ich mich oft selbst belogen und mir gedacht: „Das will ich jetzt genießen, das erlaube ich mir." Diese gedankliche Ausrede habe ich dann missbraucht, um mich dem hemmungslosen Schlemmen hinzugeben.

Vielleicht beginnt sich in Ihnen nun ein gewisser Widerstand zu melden: Genuss ist doch etwas Wunderbares, warum sollten wir uns das verbieten? Davon war aber eigentlich auch nicht die Rede.

Genuss gehört zum Leben und soll gar nicht vom Leben ausgeschlossen werden. Genuss ist jedoch etwas sehr Feines und daher ist es sehr wichtig, den Genuss einer Speise gezielt und bewusst einzusetzen. Würden Sie täglich Ihre Lieblingsspeise essen? Es ist doch viel schöner, sich dieses ganz besondere Essen an einem speziellen Tag zu gönnen. Dann, wenn Sie genug Zeit und Muße für den Genuss haben.

Wenn man sich wirklich auf den Genuss einer Speise einlässt, dann merkt man, dass nach zwei bis drei Bissen der Geschmack der Speise an Intensität verliert. Der vierte Bissen der Torte schmeckt dann nicht mehr so köstlich wie der erste und dem letzten Bissen kann man meist kaum mehr Geschmack entlocken. Sie könnten das gleich einmal ausprobieren, wenn Sie das nächste Mal etwas Zeit zur Verfügung haben: Nehmen Sie eine Praline, ein Stück Schokolade oder einen Keks und legen Sie die Süßigkeit auf Ihren schönsten Porzellanteller. Setzen Sie sich bequem zu Tisch und entspannen Sie sich. Riechen Sie zuerst an der kleinen Köstlichkeit, bevor Sie kosten. Brechen Sie ein Stück vom Keks ab oder schneiden Sie die Praline auseinander. Spüren Sie in sich hinein: Was fühlen Sie? Können Sie den Moment, bevor Sie etwas essen, auch genießen, in Vorfreude auf die Köstlichkeit? Erst dann nehmen Sie einen Bissen. Kauen Sie und spüren Sie die verschiedenen Geschmäcker. Wonach schmeckt es? Wonach noch? Lassen Sie die Schokolade schmelzen, tauchen Sie ganz ein in den Genuss und lassen Sie sich dabei Zeit.

Nehmen Sie nun noch einen Bissen. Haben Sie das Maximum an Genuss erreicht? Spüren Sie, wie sich der Geschmack nach dem dritten Bissen verändert, wie die Intensität abnimmt? Kosten Sie das kulinarische Erlebnis aus. Haben Sie nun den maximalen Genuss erreicht? Sie werden wahrscheinlich erstaunt sein, wie wenig Sie von einer Speise brauchen, um alles aus ihr herauszuholen.

Es ist eine Kunst und es erfordert anfänglich durchaus etwas Disziplin, nach drei Bissen aufzuhören, nur die Hälfte des Kuchens zu essen oder nach zwei Keksen die Packung wieder wegzuräumen. Aber wenn Sie sich wirklich darauf einlassen und dann aufhören, wenn der maximale Genuss vorbei ist, werden Sie merken, wie wunderbar es sich anfühlt.

Gestern Nachmittag kam meine Schwester Paula vorbei und brachte ein großes Stück Kuchen für mich mit. Es war ein frisch gebackener, herrlich nach Marzipan duftender Apfelkuchen. Ich war nicht hungrig und hatte mir vorgenommen, in einer Stunde zum Sport zu gehen. Und Apfelkuchen zum Abendessen klang auch nicht sehr verlockend. Nach dem Sport habe ich meist Lust auf etwas Herzhaftes, wie zum Beispiel eine dicke Scheibe Vollkornbrot, mit würzigem Käse und ein paar Tomatenscheiben belegt. „Der sieht aber lecker aus! Ich gehe allerdings gleich zum Sport, macht es dir was aus, wenn ich den Kuchen nur ein bisschen koste?“, fragte ich Paula. „Natürlich nicht“, antwortete sie. „Genieße ihn, wann immer du willst. Ich muss sowieso gleich wieder weg.“ Als Paula fort war, schnitt ich mir ein winziges Stückchen ab und legte es auf einen Teller. Ich setzte mich in aller Ruhe zum Esstisch und genoss ganz langsam die paar herrlich schmeckenden Bissen. Den Rest des Kuchens packte ich in Folie und gab ihn ins Tiefkühlfach. Wenn ich Lust dazu verspüre, werde ich den Kuchen auftauen und essen. Abends schrieb ich dann meiner Schwester ein E-Mail mit der Bitte, mir das Rezept zu schicken. Wenn nächste Woche mein Freund Max zum gemütlichen Kaffeeklatsch vorbeikommt, werde ich den Kuchen nämlich selbst backen.

Essen aus Gewohnheit

Abgesehen von Hunger und Genuss ist der dritte Grund zu essen die Gewohnheit. Essen ist omnipräsent, überall lauern Versuchungen, die uns das Leben mit Essen scheinbar versüßen. Auf dem Weg ins Büro sehen wir Plakatwände mit riesigen Hamburgern oder Kaffeebecher mit viel Milchschaum. Diese wunderbaren Bilder werden direkt in unserem Unbewussten gespeichert und so beschließen wir beinahe von selbst bald von beidem zu probieren. In der Teeküche warten selbstgebackene Brownies von der gestrigen Bürofeier darauf, von uns mitgenommen zu werden, und auf dem Schreibtisch der Kollegin steht eine kleine Schüssel mit Schokoladekeksen. Im Vorbeigehen nehmen wir ein paar Stück mit. Die Werbung vor dem abendlichen Fernsehfilm verspricht uns Gesundheit und Vitalität, wenn wir dieses eine Joghurt kaufen. Wir essen, weil wir uns daran gewöhnt haben, in bestimmten Situationen zu essen. So essen wir dann zum Beispiel einen Snack am Vormittag, obwohl wir gar nicht hungrig sind, oder einen Müsliriegel am Nachmittag, weil er in unserer Schreibtischlade liegt.

Wahrscheinlich fallen Ihnen viele Situationen ein, in denen man aus Gewohnheit isst. Das kann ein Stück Kuchen zum Sonntagkaffee, das können Erdnüsse zum Cocktail mit der Freundin, Chips vor dem Fernseher und ein Schokoriegel beim Lesen sein. Dann kommt vielleicht noch ein kleiner Snack vor dem Schlafengehen dazu und schon spannt die Hose. Beim Waschen wird sie ja wohl nicht eingegangen sein?

Emotionales Essen

Vielen Menschen fällt es schwer, über ihre Gefühle zu sprechen oder sich mit ihnen auseinanderzusetzen, vor allem mit negativen Gefühlen haben wir Schwierigkeiten. Oftmals essen wir, um intensive Gefühle zu unterdrücken – natürlich ist das selten bewusst, aber es passiert dennoch. Ich kenne diesen Grund zu essen nur zu gut, denn ich habe selbst viele Jahre lang meine Gefühle mit Essen zugedeckt. Heute kommen Menschen in meine Praxis, die sehr oft genauso mit ihren Gefühlen umgehen. Sie essen, weil sie traurig sind, weil sie verärgert sind, weil sie sich gestresst oder müde fühlen. Essen ist da eine vergleichsweise einfache „Lösung“, die nebenher laufen kann und zumindest kurzfristig ein gutes Gefühl gibt. Hier wird also das Gefühl, noch bevor es irgendwie offensichtlich zutage treten kann, mit Essen unterdrückt und wieder hinuntergeschluckt. Diese Menschen werden daher auch als „Emotionsesser" bezeichnet. Sobald ein Gefühl auftaucht, mit dem sie sich nicht auseinandersetzen wollen oder können, wird Essen als wirkungsvolle Strategie verwendet, um es auch ja nicht spüren zu müssen – was, wie gesagt, in der Regel unbewusst passiert.

Gefühle wie Traurigkeit, Einsamkeit oder seelischer Schmerz können oft sehr intensiv sein. Es erfordert Mut und die Bereitschaft, ehrlich sein Leben zu betrachten, um manche dieser Gefühle zuzulassen. Oft wollen wir uns mit dem Gefühl und der dahinterliegenden Botschaft bewusst oder unbewusst nicht auseinandersetzen. Wir haben Angst vor unserem Gefühlsleben, unangenehme Empfindungen haben keinen Platz in unserem Leben. Deshalb wird der Ärger vielleicht mit einer Pizza hinuntergeschluckt, der Schmerz mit Eiscreme abgetötet – und sofort geht es uns besser, zumindest für ein paar Momente.

Menschen streben immer nach einem ausgeglichenen Zustand, nicht nur körperlich, sondern auch emotional. Essen beruhigt und kann dabei helfen, diesen Zustand zu erreichen, aber nach der Packung Kekse, die wir aus Frust verdrückt haben, fühlen wir uns nur kurz besser. Aus emotionalen Gründen zu essen ist langfristig keine gute Strategie. Es dämpft zwar den vorübergehenden Schmerz, aber anstatt das Problem an der Wurzel zu packen, schafft es ein zusätzliches durch Unwohlsein und angefutterte Pfunde.

Vor allem in Kapitel V werde ich noch genauer auf Gefühle und das Problem des emotionalen Essens eingehen. Aber auch im nächsten Kapitel werden Sie lernen, welche Schritte Sie setzen können, um aus diesem Kreislauf herauszufinden.

Im Laufe dieses Buches werden wir gemeinsam erkunden, wie Sie ein neues und gesünderes Essverhalten entwickeln können. Sie können sich selbst aneignen, wie Sie unbewusstes

Essen minimieren und Essen aus Gewohnheit ablegen können, und Sie werden lernen, wie Sie Ihre Gefühle frei fließen lassen können, anstatt sie mit Essen hinunterzuschlucken. Für den Moment können Sie den ersten Schritt wagen und versuchen, nur dann zu essen, wenn Sie hungrig sind oder wenn Sie genießen wollen (wobei ich echten Genuss meine und dieser nicht als Ausrede für Völlerei herhalten soll).

Sind Sie wirklich hungrig?

Haben Sie schon öfters gegessen, ohne wirklich hungrig zu sein? Haben Sie schon manchmal gedankenlos zu Knabbereien oder Süßigkeiten gegriffen? Ich habe das früher sehr oft getan, unbewusst zum Essen gegriffen, ohne mir Gedanken darüber zu machen, ob es wirklich Hunger ist, der mich dazu treibt. Heute frage ich mich immer, wenn ich etwas essen möchte, ob ich tatsächlich hungrig bin, und sehr oft ist die Antwort „Nein".

Zugegeben, es wird uns ja auch nicht leicht gemacht. Wir brauchen nur einen Schritt aus dem Haus zu gehen und schon werden wir von der Auslage der nächsten Bäckerei begrüßt und verführt, in der riesige Donuts, Croissants und knusprige Brötchen liegen, die dazu einladen, einzutreten und schnell ein Stück zu kaufen. Von den Plakatwänden leuchtet Essen in bunten Farben auf uns herab und lässt uns den Mund wässrig werden. Ganz abgesehen von den Werbeeinschaltungen im Fernsehen. Sind Sie auch schon in der Werbepause eines spannenden Krimis aufgestanden und haben sich Kartoffelchips geholt? Und ohne es zu merken, waren plötzlich nur noch Krümel in der Packung, lange bevor der Mörder geschnappt war. Haben Sie vielleicht auch schon beim Lesen eines packenden Romans den Inhalt der gesamten Kekspackung geleert?

Überall lauern Fallen, Nahrung drängt sich uns auf, wir können gar nicht anders als zugreifen und essen. Können wir wirklich nicht anders? Doch, wir können! Der erste Schritt, um aus diesem unbewussten Essverhalten auszusteigen, ist es, sich bewusst zu machen, was wir eigentlich tun. Das ist nur dann möglich, wenn man wirklich präsent im Augenblick verankert ist. Denn dann ist die Aufmerksamkeit geschärft, sowohl für die eigenen Handlungen als auch für die dahinterliegenden Gedanken. So wird es möglich, nicht mehr nur automatisch, sondern richtig bewusst Entscheidungen zu treffen. Entweder man lässt dann bewusst das Stück Käsekuchen links liegen oder man entscheidet sich dafür, es zu essen und zu genießen.

Sehr oft ist man mit seinen Gedanken irgendwo, während man den Dingen des Alltags nachgeht. Was gestern mit der Nachbarin besprochen wurde, was für die morgige Geburtstagsfeier der Freundin noch für ein Geschenk besorgt werden soll etc. Gedanken flitzen im Kopf herum und schnattern wie eine Schar Gänse wild durcheinander, während man selbst im Autopilot-Modus läuft und wie eine Art Schlafwandler durchs Leben irrt.

So sieht Bewusstheit nicht aus. Bewusstheit ist anders, sie ist klar, einfach und präzise. Wenn Sie sich in einem bewussten Zustand befinden, ertappen Sie sich sofort, wenn Sie zum Essen greifen. Dann können Sie sich die Fragen stellen: „Bin ich eigentlich wirklich hungrig? Und wenn ich nicht hungrig bin, warum möchte ich dann etwas essen?“ Besonders wichtig ist es, ganz ehrlich mit sich selbst zu sein, denn nur so kann man sich des Schönredens entledigen. Sie werden es spüren, wenn die Antwort wirklich ehrlich ist, denn Ehrlichkeit kann sich ziemlich unbequem anfühlen und unangenehme Gefühle auslösen. Sie gelangen womöglich in tiefere Schichten Ihrer

Psyche. Wenn Sie an diesem Punkt die Entscheidung treffen, nichts zu essen, weil Sie ja gar nicht hungrig sind, kommt meist ein Unwohlsein auf. Da, wo Sie früher mit Essen Ihre inneren Regungen weggeschluckt haben, taucht nämlich nun die vernachlässigte Gefühlswelt auf.

Sie können sich dann auch weiter fragen: „Was ist da in mir, das zum Essen greifen möchte? Was empfinde ich jetzt, da ich nicht esse? Kommt Traurigkeit hoch oder Langeweile oder eine diffuse Angst? Was brauche ich wirklich? Und was kann ich jetzt – in diesem Moment – tun, ohne zu essen?" In Kapitel V gehe ich noch genauer auf diese Form der Gedanken ein und beschreibe auch Maßnahmen und Alternativen, wie Sie am besten mit der Situation umgehen können. Vorerst ist es wichtig zu erkennen, dass Bewusstheit und das Hinterfragen der eigenen Handlungen der Schlüssel zur Veränderung sind.

Natürlich ist es unbequem, sich all diesen Fragen stellen zu müssen, ohne Chance darauf, sich selbst zu belügen. Da war es früher doch viel einfacher, als Sie noch Ihr leichtes Unbehagen mit einem Becher Vanillepudding wegbekommen haben. Aber jetzt, wenn Sie sich bewusst dazu entschieden haben, nur mehr dann zu essen, wenn Sie hungrig sind, steht ein ganzes Stück Arbeit vor Ihnen. Ich kann Ihnen aber versprechen, dass sich diese Arbeit – so mühsam sie auch streckenweise ist oder wirken mag – wirklich lohnt.

Zur Motivation können Sie sich zum Beispiel Folgendes fragen: „Will ich so weitermachen wie bisher, unzufrieden mit mir und meiner Situation, ohne oft genau zu wissen, warum ich mich nicht gut fühle und wieso ich esse oder möchte ich einen neuen Weg gehen?" Einen Weg, auf dem Sie das Essen von den Emotionen trennen. Einen Weg, auf dem Sie nicht länger versuchen eine Leere in Ihrem Inneren mit Essen zu füllen. Sich hinzusetzen und zu essen ist keine Lösung, denn was immer Sie auch zum Essen treibt, wird zwar kurzfristig überdeckt, aber nicht beseitigt. Wenn Sie zu einem gesunden Essverhalten zurückfinden wollen, müssen Sie folgende Entscheidung treffen: zu essen, wenn Sie hungrig sind, und nicht mehr zum Essen zu greifen, wenn Sie gar nicht hungrig sind, sondern etwas anderes brauchen.

Es mag anfangs schwierig sein, vor allem wenn Sie vielleicht merken, dass Sie immer wieder in alte Schemata zurückfallen und nicht mehr bewusst im Hier und Jetzt bleiben. Seien Sie dennoch konsequent, bleiben Sie dran und geben Sie nicht auf. Aber seien Sie auch geduldig mit sich und verurteilen Sie sich nicht dafür, wenn es wieder einmal nicht so gut geklappt hat. Es geht immer Schritt für Schritt. Übung macht den Meister und je öfter Sie es schaffen, Ihre eigentlichen Bedürfnisse wahrzunehmen, desto seltener werden Sie sich darüber ärgern, dass Sie „wieder einmal schwach geworden“ sind!

Erkunden Sie Ihr Essverhalten

Wie entwickelt sich eigentlich unser Essverhalten? Vor der Geburt als Embryo im Bauch der Mutter haben wir keine Probleme mit der Nahrung: Sie wird uns in der richtigen Portionsgröße und Temperatur über die Nabelschnur zugeführt. Natürlich wandern durch die Nabelschnur keine Essensreste von der Mutter zum Baby. In der Nabelschnur fließt besonders nährstoffreiches Blut, in dem sich alles befindet, was das Ungeborene zum Leben braucht. Es muss nicht darüber nachdenken, was, wieviel und wann es Nahrung zu sich nimmt, es wird mit allem Notwendige über die Nabelschnur versorgt. Nach der Geburt machen wir vollkommen neue Erfahrungen, dazu gehört auch der Hunger. Das Bedürfnis nach Nahrung wird plötzlich sehr intensiv erlebt. Wir sind einem starken Unwohlsein ausgesetzt und schreien lauthals aus Frustration, wenn wir hungrig sind, damit unser Bedürfnis so schnell wie möglich gestillt wird. Wir weinen, wenn wir hungrig sind, und sind glücklich und zufrieden, wenn wir satt sind. Wir trinken nicht zu viel oder zu wenig, unser Körper zeigt uns noch ungefiltert unseren Hunger und unser Sattsein. Die verantwortungsvolle Aufgabe unserer Mutter oder Bezugsperson ist es, uns zu nähren und uns das zu geben, was wir benötigen, das meint nicht nur physische Nahrung, sondern vor allem auch Wärme, Nähe, Schutz und Liebe. Werden unsere Signale falsch gedeutet und wir weinen, weil wir Nähe und Schutz suchen, bekommen jedoch Nahrung, dann werden unsere Bedürfnisse falsch befriedigt. Es entstehen also häufig schon im Säuglingsalter die ersten Verwirrungen, was Nahrung und das Bedürfnis nach emotionaler Zuwendung betrifft.

In unserer Kindheit wird unser Essverhalten durch die Vorbildfunktion unserer Eltern, durch die Schule, unser soziales Umfeld und durch unsere Kultur geprägt. Unser Essverhalten ist also anerzogen und antrainiert und es läuft zum größten Teil unbewusst ab. Dabei muss es aber nicht bleiben – was immer in unserer Kindheit und Erziehung gut oder nicht so gut war, wir haben die Möglichkeit, es von nun an anders zu machen. Auch wenn es nicht einfach sein mag: Wir können unserem Essverhalten Bewusstheit entgegenbringen und Veränderungen anstreben.

Sind Sie mit Ihrem Essverhalten ganz zufrieden oder möchten Sie etwas daran ändern? Vielleicht möchten Sie einfach nur bewusster essen oder Sie sind generell verunsichert, was unter „gesundem Essverhalten“ eigentlich genau zu verstehen ist. In diesem Kapitel können Sie einen wertfreien Blick auf Ihre Art zu essen werfen und wir können uns gemeinsam ansehen, welche Ansätze zur Veränderung möglich sind.

Beginnen Sie einmal damit, die Art und Weise, wie Sie essen, zu beobachten. Das Wichtige und Schwierige dabei ist jedoch, den eigenen Essensstil nicht zu bewerten. Gedanken wie „Das sollte ich nicht essen, schon gar nicht mehr um diese Zeit" oder „Das habe ich jetzt wieder völlig verbockt" sollten Sie erst gar nicht zulassen. Gehen Sie wie eine Wissenschafterin an die Sache heran: emotionslos und ohne Bewertung. Sie werden vermutlich recht rasch bemerken, wie schwierig das ist. Vielleicht wurden Sie auch, wie ich, zu lange von außen darauf konditioniert, Nahrung den Kategorien „richtig" und „falsch" oder „gute Lebensmittel" und „böse Lebensmittel" zuzuteilen.

Mit ein bisschen Übung ist die wertfreie Beobachtung des eigenen Essverhaltens aber machbar. Stellen Sie sich dazu am besten vor, dass Sie eine Beobachterin sind, die neben Ihnen steht und alles registriert, was Sie wann und wo essen und auch wie viel davon. Fühlen Sie sich dabei wie bei einem Experiment. Schreiben Sie am besten alles Gegessene auf und sehen Sie sich dann am Abend Ihre Notizen durch. Wie sieht Ihr Tag essenstechnisch aus? Essen Sie im Vergleich zu Ihrem Energiebedarf (Sie sollen hier nur ungefähr abschätzen, was Sie an einem Tag brauchen) wenig, viel oder zu viel? Übergehen Sie Ihren Hunger, weil Sie vermeintlich keine Zeit haben zu essen, um später dann mit Heißhunger die zwei Schokoriegel aus Ihrer Schreibtischlade hinunterzuschlingen? Sind Sie den ganzen Tag über diszipliniert, um dann am Abend, wenn endlich Zeit zum Entspannen ist, den Kühlschrankinhalt leer zu essen?

Ich bitte meine Klientinnen immer, vor der Erstberatung ein Ernährungsprotokoll über mehrere Tage hindurch zu führen, in dem sie aufschreiben sollen, was sie gegessen haben. Ich bitte sie auch darum, wirklich alles genau zu protokollieren, ohne sich dabei schlecht zu fühlen. Denn das ist bereits ein wichtiger Teil der Übung, hierbei kann man lernen, sich ohne Schuldgefühle und Bewertung auf die Thematik des Essens einzulassen. Meine Klientinnen setzen sich damit einmal mit ihrem Essverhalten auseinander und ich gewinne einen guten Einblick darüber, wo sich gewisse Verhaltensweisen wiederholen und wie sich die Klientin grundsätzlich ernährt.

Wenn Sie nach ein paar Tagen mithilfe Ihrer Aufzeichnungen Ihr Essverhalten betrachten, haben Sie einmal eine Bestandsaufnahme, quasi den Status quo. So war es in der Vergangenheit und so sieht es zurzeit aus. Es geht dabei aber nicht darum, Ihr Verhalten zu kritisieren. Denn, wie auch immer Sie darüber denken mögen, Sie haben Ihr Bestmögliches getan, in dem Moment, in dem Sie es getan haben. Egal welchen Weg Sie bisher gegangen sind, egal wie Sie es bewerten, Ihr vergangenes Essverhalten muss nicht Ihre Zukunft bestimmen. Genau dort, wo Sie gerade stehen, können Sie ansetzen und neue Entscheidungen treffen. Entscheidungen, die sich günstiger auf Ihre Gesundheit auswirken werden.

Vielleicht fallen Ihnen in Ihrem Protokoll kleine Dinge auf, die Sie sofort ändern möchten und auch können. So verzeichnete eine Klientin in ihrem Essprotokoll, dass sie zwischen dem Mittagessen und einem späten Abendessen gar nichts aß. Das Abendessen fiel jedoch immer sehr üppig aus und sie ging dann mit vollem Magen schlafen. Als wir ihre Ernährungsgewohnheiten gemeinsam analysierten, stellte sie fest, dass sie am Nachmittag immer ihren Hunger überging. Von da an aß sie gegen 16 Uhr, wenn der kleine Hunger kam, immer ein Stück Obst und ein paar Nüsse. Dadurch wurde sie abends mit einer wesentlich kleineren Portion satt und fühlte sich viel wohler.

Schreiben Sie in Ihrem Essprotokoll nicht nur auf, was Sie

gegessen haben, sondern auch, warum Sie gegessen haben. War es Hunger? Gewohnheit? Stress? Langeweile? Erkennen Sie ein Muster oder ein Verhalten, das Sie verändern möchten? Ein Essprotokoll ist ein enorm wichtiges Werkzeug, um sich das eigene Essverhalten vor Augen zu führen, um es dann korrigieren zu können. Wenn Sie Ihr Essverhalten nicht verändern, aber trotzdem ein anderes Ergebnis erwarten, lügen Sie sich selbst an. Um möglichst konkret an die Umsetzung zu gehen, sollten Sie sich Folgendes fragen: Was möchten Sie verändern? Welches Ziel möchten Sie sich setzen? Wie soll Ihr Verhalten in der Zukunft aussehen?

Der erste Schritt zur Veränderung ist es, bewusst zu erkennen, was bis jetzt nicht funktioniert hat. Setzen Sie sich deswegen aber auch nicht unter Druck und versuchen Sie nicht, Ihr gesamtes Essverhalten von heute auf morgen umzustellen. Das ist nicht realistisch! Erkennen Sie, wo die Fehler liegen, die immer wieder zum gleichen Ergebnis führen. Ein Ergebnis, das Sie so nicht mehr möchten. Denn Sie fühlen sich unwohl, haben vielleicht zugenommen, können einfach nicht diese überflüssigen 5 kg abnehmen oder sind auf der ganzen Ebene unzufrieden, mit Ihrem Verhalten, mit Ihrem Körper, mit Ihrem Leben.

Vielleicht fragen Sie sich nun, wie so ein gesundes Essverhalten denn aussehen soll? Nun, die effektivsten Dinge im Leben sind immer in der Einfachheit zu finden: Hören Sie auf Ihren Körper und versöhnen Sie sich mit dem Hunger! Wie das genau geht, werden Sie in den nächsten Kapiteln lesen können.

Schließen Sie Frieden mit dem Hunger

Nun haben wir herausgefunden, was physischer Hunger wirklich ist und wie wir ihn bewusst spüren können. Wir haben die Gründe für das Essens besprochen und haben uns darangemacht, das Essverhalten zu erkunden. Vielleicht haben Sie mittlerweile sogar schon die ersten Schritte gesetzt, um es zu verändern.

Nun kommt der nächste Schritt – und der ist nicht einfach, denn nun soll es darum gehen, das alte Verhalten loszulassen, gleichsam aufzugeben, was Sie bisher praktiziert haben. Das ist notwendig, weil ihr bisheriges Verhalten nicht zu dem Ergebnis geführt hat, das Sie sich gewünscht haben: entspanntes Essen mit Genuss, Zufriedenheit mit Ihrem Essverhalten, Aufgeben der Zwanghaftigkeit beim Essen usw.

Vielleicht fragen Sie sich jetzt, wie es nun wäre, sich ganz auf den eigenen Hunger zu verlassen, denn dann isst man womöglich erst einmal alles, das einem in die Hände kommt. Wenn man sich nicht mehr kontrolliert, wenn man sich nicht mehr diszipliniert, dann übernimmt der Hunger die Führung und man ist ihm völlig ausgeliefert. „Das geht nicht, das kann ich nicht. Dann werde ich Zunehmen ohne Ende. Dabei will ich ja abnehmen. Nein, ich kann meinem Hunger nicht vertrauen!" Genau darum geht es aber: Gewinnen Sie das Vertrauen in Ihren Körper wieder. Stellen Sie den Verstand mit all seinen Konditionierungen für einen Moment auf die Seite und lassen Sie den Körper – endlich wieder – zu Wort kommen. Er ist eigentlich bestens in der Lage dazu, seine Arbeit zu tun. Natürlich macht es eventuell Angst, die Kontrolle abzugeben. Oft haben wir gelernt gegen und nicht mit unserem Körper zu arbeiten und auch die Informationen von außen, denen wir täglich ausgesetzt sind, machen es nicht leichter. „Den Hunger bekämpfen" lautet die Kernaussage vieler Werbeslogans und Titel von Zeitschriftenartikel. Das erweckt den Eindruck, als wäre der Hunger etwas Böses. Eine Art Ungeheuer, das in unserem Körper sitzt. Bei dieser Betrachtungsweise ist es kein Wunder, wenn wir Angst haben, dass dieses Ungeheuer üble Dinge anrichten wird, wenn es einmal losgelassen ist.

Wie würden Sie sich fühlen, wenn Sie jahrelang in einem Käfig eingesperrt wären? Ungehört, nicht beachtet? Und dann würden Sie plötzlich befreit werden und könnten endlich wieder Ihre Stimme einsetzen. Würden Sie da am Anfang nicht auch ein bisschen laut werden oder sogar wild herumschreien? Doch dann würden Sie merken, dass man Sie wieder Ihre Arbeit tun lässt, auf Sie hört und Ihnen vertraut. Sie würden sich wieder auf Ihren Platz begeben und glücklich Ihre Arbeit tun. Mit dem Hunger ist das sehr ähnlich!

Wenn der Hunger jahrelang nicht gehört wurde, wenn er ignoriert, bekämpft und nicht ernst genommen wurde, dann wird er anfangs etwas außer Rand und Band sein. Es macht Angst, sich auf etwas einzulassen, das unbekannt ist. Man hat wahrscheinlich Angst, dass so viel passieren kann, was nicht gewünscht ist. Aber der Weg zum gesunden Essverhalten führt nun einmal über das Anfreunden mit dem Hunger, es gibt keine Abkürzung. Gegen den Hunger ankämpfen bedeutet gegen den Körper ankämpfen und letztendlich auch gegen sich selbst. Wollen Sie Krieg mit sich selbst führen?

Mir erging es übrigens genauso. Nach jahrelangem Kampf mit mir, meinem Körper und meinem Gewicht sah ich, dass die einzige Möglichkeit zur Gesundung über das Loslassen führt. Alles andere hatte nicht funktioniert, jede Diät und jedes Fitnessprogramm hatten mich nur noch mehr in die Zwanghaftigkeit geführt. Ich musste die Kontrolle aufgeben, um wieder auf die Weisheit des Körpers und auf den Hunger hören zu können. Anfangs machte es mir große Angst, aber durch das Loslösen von dieser Zwanghaftigkeit des Kontrollierens wurde ich etwas lockerer. Ganz tief in mir spürte ich, dass da noch so viel mehr da war. Diese Lebendigkeit, die jenseits der Kontrolle war, begann wieder zu erwachen. Anfangs war mein Hunger durchaus etwas größer, aber ich versuchte mich zu entspannen und auf diese Erfahrung einzulassen. Doch mein Hunger nahm nicht – so wie ich vorerst befürchtet hatte – riesige Ausmaße an. Im Gegenteil: Je mehr ich mich auf diesen Prozess einließ und mich darin übte, desto besser pendelte sich mein Hunger wieder auf das richtige Maß ein. Ich fühlte mich wohl. Ich aß, worauf ich Lust verspürte, aber eben nur so viel, wie mein Körper haben wollte. Indem ich mich mit meinem physischen Hunger anfreundete und meinem Körper die Nahrung gab, die er brauchte, zeigte er sich so, wie er war, als Hunger, der gestillt werden wollte. Was dahinter verborgen lag und jetzt, da ich losgelassen hatte, zum Vorschein kam, war ein anderer Hunger. Ein Hunger nach Leben, nach Erfüllung, nach Liebe – und ich weiß nun ganz genau, dass ich diesen Hunger nicht mit Essen stillen konnte, dazu brauchte ich andere Dinge. Mit dieser Erkenntnis begann die Reise zurück zu mir, was spannend, oft aber auch schmerzhaft war. Dieser Prozess dauerte einige Monate, manchmal lief es besser, dann wieder nicht so gut. Aber mit jedem Schritt wurde ich lebendiger, denn mein Körper atmete auf. Ich wusste, um meinen Weg zu gehen, musste ich mit meinem Körper zusammenarbeiten, auf ihn hören und mich jeden Tag mehr mit ihm anfreunden – schrittweise und mit viel Geduld.

Oft kann sich im Zusammenhang mit Essen auch eine Sucht entwickeln. Vor allem von süßen und fetten Nahrungsmitteln wie Schokolade können wir leicht abhängig werden. Darauf werde ich im Kapitel IV genauer eingehen.

II. Lust und Frust am Essen

Sinn und Unsinn von Diäten

Während ich diese Zeilen schreibe, ist es gerade Anfang März. Gemeinsam mit den ersten grünen Grashälmchen, den Knospen und den Blumen schießen auch die Ankündigungen neuer Diäten wie Pilze aus dem Boden. Beim Schlendern durch die Stadt ist es besonders schwierig, den Plakaten mit den neuesten Diättrends in den Zeitschriften zu entkommen. „Abnehmen durch Entschlacken“ steht da in großen Lettern auf der Titelseite eines bekannten Journals, „Wie werde ich schlank in 30 Tagen?“, fragt eine andere Zeitschrift. Die Mode- und Lifestylemagazine sind voll mit den neuesten oder bewährtesten Diäten. Da gibt es die „Low-Carb-Diät“ und die „Low-Fat-Diät“, die „Gute-Laune-Diät“ und die „Farben-Diät“. Neue und exotische Ernährungsformen lösen die beliebteste Diät des Vorjahres ab, denn die hatte sich ohnehin nicht so bewährt.

Sie kennen das vermutlich auch – es ist jedes Frühjahr dasselbe: Diäten, wo man hinschaut, und überall Versprechungen, endlich dieses Jahr die „Super-Bikinifigur“ zu bekommen. Am besten mit einer Diät, bei der in kürzester Zeit und für immer unsere Pfunde schmelzen. Obwohl wir wissen sollten, dass diese Diäten meist nur ein alter Hut in neuer Aufmachung sind, keimt Hoffnung auf. Die Vernunft wird ausgeschaltet, wir lassen uns von unseren Emotionen und tiefliegenden Wünschen austricksen und merken nicht, dass wir wieder einmal einer Lüge aufliegen. Endlich haben wir die Lösung für unser Problem. Kampf dem Übergewicht, Kampf den Kilos, wir rüsten uns für die nächste Diät! Der Wunsch in uns, endlich schlank zu werden und am Ziel unserer Träume zu sein, weckt Begeisterung und Tatendrang. Mit Feuereifer wird gemäß der vorgegebenen Rezepte eingekauft: Steaks für jeden Tag der Woche oder Gemüse in allen Farben. Um Himmels willen ja keine Bananen, denn die enthalten viel zu viel Zucker, Süßigkeiten werden überhaupt generell verboten. Obst nach 15 Uhr? Sind Sie verrückt? Das gärt doch im Darm! Dafür werden fleißig Shakes aus pinkfarbenem Pulver gemischt und anstelle des Abendessens geschlürft. Weißes Mehl wird für immer aus dem Küchenschrank verbannt und gegen Kleie ersetzt, die gemeinsam mit dem Saft einer neuen Wunderfrucht aus dem Amazonas Wunder wirken kann. Diesen speziellen Saft kann man auch ganz einfach im Internet bestellen, allerdings nur zu einem horrenden Preis, dafür wirkt er aber angeblich unglaublich schnell. Der Wahnsinn hat uns eingeholt, der Preis für eine schlanke Figur ist hoch.

Wenn wir ganz ehrlich zu uns wären, würden wir erkennen, was wir uns damit antun. Doch im Moment der Begeisterung erscheinen die Versprechungen der Diätindustrie verlockend und so einfach umzusetzen, dass es kein Wunder ist, wenn man auf diese Lügen hereinfällt. Hat bei irgendjemandem, den Sie kennen, eine dieser Wunderdiäten geholfen? Wie viele Menschen haben mit einer Diät abgenommen und dieses Gewicht für den Rest ihres Lebens gehalten? Ich habe selbst eine ziemlich große Anzahl an Diäten hinter mir, eine davon war die Ahornsirup-Zitronensaftkur, vielleicht haben Sie schon von ihr gehört? Im Prinzip verrührt man dabei Zitronenwasser mit einem Teelöffel Ahornsirup und versetzt den Zaubertrank mit reichlich Chilipulver, denn das verbrennt angeblich Fett. Von dieser Mischung trinkt man jeweils morgens, mittags und abends ein großes Glas voll. Dazu sollte man noch mindestens zwei Liter Wasser trinken, damit alle Giftstoffe ausgespült werden. Anfangs schmeckte es auch ganz lecker, aber am dritten Tag konnte ich den Geruch von Ahornsirup nicht mehr ausstehen. Dennoch habe ich eine ganze Woche lang ausschließlich dieses Gebräu getrunken. Okay, auf Kaffee wollte ich nicht verzichten, also habe ich mir welchen erlaubt – aber nur zwei Tassen pro Tag. Geraucht habe ich natürlich auch. Das Rauchen aufzugeben kam nicht infrage, ich hatte ja nichts zu essen! Klar habe ich nach einer Woche 4 kg weniger gewogen, ich habe mich ja nur flüssig ernährt. Mir war zwar ein bisschen schlecht, aber das nahm ich in Kauf, Hauptsache, ich nahm ab. Ich war stolz auf mich, dass ich so diszipliniert war, und fühlte mich, neben meiner leichten Übelkeit, stark und frei. Solange ich nichts zu essen hatte, war das Essen auch gar kein Problem. Aber als ich mir endlich wieder die Erlaubnis zum Essen gab, stopfte ich alles in mich hinein, worauf ich sieben Tage lang verzichtet hatte. Die 4 kg waren natürlich nach zwei Wochen wieder drauf sowie ein zusätzliches Kilo, das ich dem Jo-Jo-Effekt zu verdanken hatte.

Ich habe natürlich auch Diäten ausprobiert, bei denen feste Nahrung gegessen werden durfte. So habe ich zum Beispiel einige Wochen lang nur Obst, Gemüse und Proteine verspeist und auf jegliche Süßigkeiten verzichtet. Wenn ich zum Essen ausging oder eingeladen war, aß ich eine große Portion Salat. Das fiel nicht sonderlich auf, denn in Gesellschaft aß ich nie viel und alle meine Freunde gingen davon aus, dass ich ein vorbildliches Essverhalten hätte. Sie wunderten sich vielleicht, warum ich trotzdem nicht gertenschlank war, aber überessen habe mich immer nur, wenn ich alleine war. Auch bei dieser Diät nahm ich ab: ganze zehn Kilogramm. Diese waren nämlich zu den fünf Kilos, die ich mit 17 Jahren zugenommen hatte, dazugekommen. Von diesen zehn Kilos hatte ich übrigens immer wieder einige Kilos ab- und dann wieder zugenommen. Nach dieser Diät fühlte ich mich toll, plötzlich passten meine alten Jeans wieder! Ich strahlte und war stolz auf mich, weil ich so willensstark gewesen war. Schokolade sollte es für mich nie wieder geben. „Noch 5 kg, dann hast du dein Ziel erreicht", sagte ich mir immer wieder, doch so weit kam es nie. Nach Wochen des Kasteiens und Verzichtens wurde ich kurz schwach. Ich konnte keinen Salat mehr sehen und wollte nur einmal einen kleinen Keks und ein paar Nudeln probieren. Doch das war mein sprichwörtlicher Untergang. Nach den Diätwochen folgten Wochen des Überessens. Ich aß alles, was ich mir vorher verboten hatte, und zwar in beachtlichen Mengen. Ich schämte mich. Wie konnte ich das nur zulassen? Wie konnte ich so schwach sein? Es hatte doch so gut begonnen! Ich war frustriert, traurig und am Boden zerstört. Ohne lange zu überlegen, griff ich dadurch erneut zum Essen, es war mein einziger Trost und außerdem war ohnehin „schon alles egal". Das linderte vorübergehend den Schmerz des Versagens, den ich tief in mir spürte. Wenn ich heute daran zurückdenke, werde ich traurig, aber aus einem ganz anderen Grund, nun bin ich bestürzt darüber, was ich meinem Körper damals angetan habe.

Kommt Ihnen das bekannt vor? Wie viele gescheiterte Diäten und Abnehmversuche haben Sie hinter sich? Vielleicht haben Sie diese auch nicht in einer solch extremen Form wie ich durchgezogen, aber wahrscheinlich haben auch Sie die Euphorie der ersten verlorenen Kilos bei einer Diät und die darauf folgende Frustration beim Scheitern erfahren. Es gibt wenige Frauen, die noch keine Diät gemacht haben, die noch nie versucht haben abzunehmen und die noch nie gehungert haben, um schön und schlank zu sein.

Vor Kurzem kam eine junge Frau zu mir in die Praxis.

Sie hatte mit einer Diät 8 kg in einem Monat abgenommen, dafür hatte sie auf Fett und Schokolade verzichtet, aber viel Fleisch und Gemüse gegessen. Als sie beim vergangenen Wochenendbesuch ihrer Eltern am reichlich gedeckten Tisch saß, verließ sie die Willenskraft. Das Verlangen nach Essen war groß und sie langte reichlich zu. Es gab unter anderem Kartoffelsalat, auf den sie so lange verzichtet hatte, und Torte zum Nachtisch, von der sie gleich zwei große Stücke verdrückte. Zum Wein gab es Käsegebäck und Kekse, auch hier griff sie ständig zu, sie konnte gar nicht mehr aufhören zu essen. Nach der langen Zeit der einseitigen Ernährung und des Kasteiens war ihr Körper schlichtweg ausgehungert.

Es gibt natürlich auch gesündere Diäten als die Ahornsirup-Zitronensaft- oder die Fleisch-Gemüse-Kur – und sie verfehlen auch ihre Wirkung nicht. Jährlich werden mit den unterschiedlichsten Diäten viele Kilos abgenommen. Trotzdem ist eine Diät eine Einschränkung. Sie folgt einem gewissen Plan und weist Regeln auf, die oft schwierig zu befolgen sind. Oder aber die Diät schreibt Nahrungsmittel vor, die schwer zu bekommen und teuer sind oder die einfach nicht gut schmecken. Viele Diäten passen auch nicht in den Alltag. Meist wird der ganze Tag nach der Diät ausgerichtet, das Umfeld leidet, Einladungen zum Essen werden abgesagt oder sie werden zu einer Feuerprobe. So traf ich einmal einen lieben Freund, der nur kurz in der Stadt war, nicht, weil er mich auf ein Eis einladen wollte. Ich wollte ihm nicht erklären, warum ich kein Eis aß, und ich wollte auch der Versuchung im Eissalon nicht ausgesetzt sein und widerstehen müssen. Eine meiner Klientinnen erzählte mir, dass sie während einer vierwöchigen Diät alle Einladungen abgesagt hatte, mit der Begründung, dass ihre Katze krank sei. So verschwindet mit den anfänglichen Kilos oft auch die Freude am Leben. Durch die Rigidität einer Diät wird der Genuss verdrängt, das Leben besteht nur mehr aus

Regeln, Geboten und Verboten. Nachdem die anfängliche Begeisterung abgeklungen ist, legt sich die Diät wie ein strenges Korsett über das eigene Leben. Das sollte nicht so sein. Wenn wir besser über unseren Körper und dessen faszinierende Mechanismen Bescheid wissen, wird uns vieles klarer, denn wir können unseren Körper und unser Gewicht nicht langfristig sabotieren.

Wir alle haben ein sogenanntes „Neutralgewicht". Es ist das Gewicht, auf das unser Körper eingestellt ist, jenes, mit dem er sich im Gleichgewicht befindet. Dieses Gewicht muss nicht unbedingt das Gewicht sein, das wir gerne hätten, es kann durchaus um einige Kilos davon abweichen. Es handelt sich dabei auch nicht um das ausgerechnete „Normalgewicht", das in den Tabellen von Diätbüchern zu finden ist. Es ist unser ganz persönliches Gewicht, wir können es mühelos halten, ohne großartig darüber nachzudenken, und unser Körper wird immer danach streben, es beizubehalten. Manchmal kann der Körper sein „Neutralgewicht" im Laufe eines Lebens auch geringfügig verändern. Wir selbst verändern es beispielsweise zu unseren Ungunsten, indem wir ungesund leben, uns nicht bewegen, zu wenig schlafen und uns Stress aussetzen. Jede Diät, die wir machen, ist im Grunde ein Angriff auf unser körperliches Gleichgewicht. Jede Diät bedeutet Stress für den Körper und dieser Stress wirkt sich auf den Stoffwechsel aus. Um das Stresshormon Adrenalin abzubauen, wird vom Körper Kortisol gebildet. So kann bei Menschen, die längere Zeit auf Diät sind, ein erhöhter Kortisolwert nachgewiesen werden, was für eine höhere Stressbelastung spricht. Erhöhte Kortisolwerte führen im Körper zu Knochenabbau, Bildung von Bauchfett und auch das Hautgewebe wird angegriffen. Das Stresssystem im Gehirn wird also durch eine Diät durcheinandergebracht, wodurch sowohl der Energiestoffwechsel als auch das emotionale Wohlbefinden aus dem Gleichgewicht gebracht werden.

Natürlich kommt es bei Diäten zu einer Gewichtsabnahme, aber nur solange man sich an die Spielregeln der jeweiligen Diät hält. Bei Diäten nehmen Männer grundsätzlich viel leichter ab als Frauen, da sie einen höheren Muskelanteil besitzen und dadurch mehr Energie verbrennen als Frauen. Wenn wir älter werden, sinkt unser Grundumsatz minimal, unsere hormonelle Situation verändert sich und es wird viel schwieriger abzunehmen und besonders leicht zuzunehmen. Auch unsere Gene und unser Stoffwechsel spielen eine Rolle dabei, ob wir eher schlank gebaut sind oder leichter Fett ansetzen. Manche Menschen sind mental sehr stark und ziehen eine Diät durch, andere scheitern schon nach dem ersten Tag, weil sie weniger Kraft dazu haben. Das sind alles wissenschaftliche Fakten, an denen nicht zu rütteln ist. Doch seien wir ehrlich: Wenn wir einen gesunden Lebensstil pflegen, uns ausreichend bewegen und auf unsere Bedürfnisse achten, dann schleppen wir sowieso keine überflüssigen Pfunde mit uns herum. Dann essen wir, was gut für uns ist und wenn wir hungrig sind. Und wir hören auf, wenn wir satt sind. Dann hat unser Körper die Form, die für ihn am besten passt, und wir brauchen gar keine Diät. Diäten werden gemacht, weil der Körper davor falsch ernährt wurde, eine Diät soll dann korrigieren, was wir zuvor angerichtet haben. Diäten sind dafür aber nicht geeignet, sie sind wie Pflaster, die eine Wunde abdecken. Das Pflaster geht früher oder später wieder ab, die Wunde liegt wieder offen da statt zu verheilen. Diese Wunde ist unser falscher Umgang mit dem Hunger, mit dem Essen, mit dem Sattsein und mit unseren Gefühlen. Diese Wunde ist unsere lieblose Einstellung zu unserem Körper. Diäten helfen nicht dabei, die Wunde zu heilen.

Ist die Diät einmal vorbei, verlangt der Körper nach dem bislang Verbotenen, denn er will wieder ins Gleichgewicht kommen. Wenn man eine gewisse Zeit (in etwa drei Tage) zu wenig isst und damit nicht den eigenen Grundumsatz decken kann, verlangsamt sich der Stoffwechsel vorübergehend und der Körper gewöhnt sich daran, mit weniger Brennstoff auszukommen.

Für ihn ist eine Diät gleichsam eine vorgetäuschte Hungersnot. Da er darauf eingestellt ist, das Überleben zu sichern, versucht er mit jedem noch so kleinen Bissen ganz sparsam hauszuhalten. Zusätzlich brechen im Lauf einer Diät sehr oft alte Muster – vorübergehend durch Motivation und eisernen Willen stillgelegt – wieder hervor. Und wenn sie hervorbrechen, dann mit aller Heftigkeit und bald ist alles so wie früher. Die mühsam verlorenen Kilos sind wieder auf den Hüften und der Frust ist groß. Was kann da noch helfen? Ehe man sich versieht, naht bereits die Rettung – in Form einer neuen Diät. Diesmal wird alles anders, schwören Sie sich, und versuchen es noch einmal. Mit noch mehr Eifer, mit noch mehr Willensstärke klappt es diesmal dann vielleicht auch wirklich: Sie nehmen ab, Sie können das Gewicht halten, eine Zeit lang jedenfalls. Doch dann schleichen sich die Kilos langsam zurück, denn das ganz normale Leben hat Sie wieder. Sie haben genug von Disziplin und eigentlich gibt es noch viele andere wichtige Dinge und Menschen, um die man sich kümmern muss: um die Beziehung zum Ehemann, den Job, die bettlägerige Schwiegermutter, all das verlangt absolute Aufmerksamkeit. Dadurch gerät man in Stress, isst zu viel und verwöhnt sich obendrein mit Essen. Einen turbulenten Sommer und einen langen und kalten Winter später zeigt die Waage dann die brutale Wahrheit: Man hat alles wieder zugenommen. Eine Tragödie! Nach vielen erfolglosen Versuchen verliert man nun endgültig den Glauben an eine erfolgreiche Diät.

Welchen Ausweg gibt es hier? Es ist eine einfache und doch für viele schwierige, aber die einzig sinnvolle Entscheidung: Geben Sie die Diätmentalität für immer auf.

Finden Sie wieder zur Weisheit des Körpers zurück, spüren Sie den Hunger, essen Sie sich mit Nahrung, die gut tut, satt und hören Sie auf zu essen, bevor Sie das Gefühl haben zu platzen.

Das Ende der Diätmentalität

Was passiert also, wenn Sie sich dazu entscheiden, nie wieder eine Diät zu machen? Wenn Sie beschließen, ein für alle Mal das Wort „Diät" aus Ihrem Wortschatz und irgendwann auch aus Ihrem Gedächtnis zu verbannen? Kommen dann plötzlich Gedanken wie zum Beispiel: „Wenn ich jetzt aufhöre Diät zu halten, nehme ich doch zu!" oder „Ich werde dann die Kontrolle verlieren und nur mehr ungesundes Zeug essen, das geht doch nicht!"?

Mein eigener Heilungsprozess war sehr langwierig. Ich war mehr als 15 Jahre in einer Spirale des emotionalen Essens gefangen und habe immer wieder damit begonnen, Diäten zu halten. Mal nahm ich ein paar Kilos ab, dann wieder ein paar Kilos zu. Ich war nie zufrieden mit meinem Gewicht und meinem Körper, ich fühlte mich nie richtig wohl. Für mich war Essen ein guter Freund, jemand, der für mich da war, wenn ich traurig war, der mich schwierige Situationen überstehen ließ: Liebeskummer, Stress im Job, Ärger mit Freunden und Ähnliches. Wenn das Leben nicht so lief, wie ich es mir vorstellte, suchte ich Zuflucht im Essen. Essen war für mich wie eine wohlige Umarmung und die Kombination von Essen und Fernsehen war überhaupt das Allerbeste. Mit genug Süßigkeiten am Couchtisch und der Fernbedienung in der Hand konnte ich alles um mich herum vergessen und mich in eine andere Welt zappen. Der Katzenjammer kam dann allerdings sofort, wenn der Fernsehmarathon zu Ende, die Riesentafel Schokolade aufgegessen und die Keksschachtel leer war.

Irgendwo habe ich einmal gelesen, dass Menschen, die sich beruflich mit Ernährung beschäftigen, oft Probleme mit dem Essen haben. Sie interessieren sich für diese Thematik, da sie selbst Probleme damit haben. Da mag etwas Wahres daran sein, denn auch als ich schon mitten in meinem Studium der Ernährungswissenschaften steckte und eigentlich über gesunde Ernährung Bescheid wusste, konnte ich diesen Kreislauf oftmals nicht durchbrechen. Ich hatte zu diesem Zeitpunkt ungefähr 5 bis 10 kg mehr auf den Rippen, als ich gerne gehabt hätte. Je nachdem, wie viel Sport ich trieb und wie diszipliniert ich mit dem Essen war, pendelte mein Gewicht hin und her. Ich weiß nicht, ob das den Menschen in meiner Umgebung aufgefallen ist, denn richtig dick war ich nie. Ich fühlte mich nur so, was im Grunde genommen auf das Gleiche hinauslief: Wann immer ich in einer schwierigen Situation war, griff ich zu Essen, um mich besser zu fühlen. Mein Wissen über die an sich richtige Ernährung allein genügte nicht, ich musste mich mit den Ursachen meines zeitweise gestörten Essverhaltens auseinandersetzen. Ich las damals jedes Buch über die Psychologie des Essens und über diverse Formen von Essstörungen, das ich finden konnte. Ich begann eine Ausbildung in transpersonaler Psychologie und setzte mich intensiv mit meiner Vergangenheit, meinen Gefühlen und der Heilung meiner Verwundungen auseinander. Meine Genesung war ein langsamer Prozess mit immer wiederkehrenden Rückschlägen. Um gesund zu werden, musste ich mich mit meinem Innenleben beschäftigen, mit all meinen unterdrückten Emotionen und mit meinem riesigen Schmerz. Wir alle machen im Laufe unseres Lebens Erfahrungen, die uns verletzen, vor allem als Kinder sind wir hilflos und anfällig für Kränkungen. Manche

Kinder machen schlimme Erfahrungen von Missbrauch und emotionaler und körperlicher Vernachlässigung, die tiefe Wunden in der Psyche hinterlassen. Oft sind es aber auch nur kleine Dinge, an die wir uns als Erwachsene gar nicht mehr erinnern können und die dennoch ihre Spuren hinterlassen. Jedes Gefühl, das wir als Kind unterdrückt haben und nicht ausdrücken konnten oder durften, bleibt in der Psyche gespeichert. Ich war von Geburt an ein sehr sensibles Kind, das Emotionen stark spürte. In meiner Kindheit und Jugend haben sich in mir sehr viele intensive Gefühle angesammelt, die ich nicht ausdrücken konnte. Diese galt es nun zuzulassen, zu spüren und dann loszulassen. Denn um wirklich frei zu sein und Frieden zu empfinden, müssen wir die Wunden unserer Vergangenheit heilen.

Nach und nach gelang es mir dadurch auch immer besser, Emotionen auszuhalten, ohne dafür Essen zu gebrauchen. Sehr langsam, im Verlauf einiger Monate fand ich zu meinem Körpergefühl zurück und entwickelte mit der Zeit ein gesundes Essverhalten, das mir gut tat.

Es ist wichtig, die Diätmentalität aufzugeben, doch es macht auch Angst. Was wird passieren, wenn man keine Diät mehr hat, an die man sich halten kann? Es sagt einem niemand mehr, was man essen darf, was man essen soll und was nicht. „Hilfe", schreit es dann möglicherweise ganz laut in einem. Vielleicht erinnert man sich dann plötzlich an diese eine Diät. Die ist momentan ganz en vogue und soll noch dazu sehr gesund sein. Dabei übersieht man schnell, dass die Begriffe Diät und Gesundheit letztendlich nicht zusammenpassen. Vielleicht sollte man also doch noch ein letztes Mal versuchen, sich einem Ernährungsprogramm zu unterwerfen. Bestimmt das allerletzte Mal! – Und schon befindet man sich wieder in der Illusion, die von der Diätindustrie aufrechterhalten wird. Würden Diäten langfristig wirken, gäbe es keine Diätindustrie. Doch diese gibt es und sie ist noch dazu ziemlich mächtig und macht jährlich Umsätze in Milliardenhöhe. Denken Sie doch einmal darüber nach, wer letztendlich davon profitiert, wenn man abnehmen möchte: die Lebensmittelindustrie mit ihren „light"-Produkten, die Pharmaindustrie mit ihren Pillen, die Schönheitsindustrie mit ihren Shakes, Cremes und Wässerchen. Aber auch die Modeindustrie, die für immer kleinere Größen wirbt, die sogenannte „Glamour-Industrie", die Illusionen in ihren Zeitschriften und Magazinen verkauft und deren Fotografien nichts mehr mit einem realen Körper zu tun haben, und nicht zuletzt die Schönheitschirurgie, die herhalten muss, um die überflüssig gewordene Haut am Körper wegzuschnipseln.

Als ich mich im Laufe meines Genesungsprozesses dazu entschieden habe, die Diätmentalität aufzugeben, fühlte ich mich richtig befreit. Ich war frei von all den Verboten und Geboten. Ich gab mir die Erlaubnis zurück, alles zu essen, was ich mir früher versagt hatte. Na ja, eigentlich hatte ich es mir versagt, aber in schwachen Stunden habe ich es dann ja trotzdem gegessen. Allerdings ohne Genuss verspüren zu können und mit viel schlechtem Gewissen. Das wollte ich nicht mehr. Meine Diätversuche hatten bis jetzt nicht funktioniert, also würden sie auch weiterhin nicht funktionieren. Das war mir absolut klar geworden. Die Hoffnung auf eine Wunderdiät, die für immer schlank und glücklich macht, war gestorben. Das sage ich, obwohl allgemein bekannt ist, dass die Hoffnung bekanntlich zuletzt stirbt – in Bezug auf Diäten hat sie es dennoch getan. Ohne diese Hoffnung, dass je eine Diät funktionieren würde, die mich von meinen überflüssigen Kilos befreien könnte, war es mir möglich, den schweren Rucksack der lang gehegten Illusionen abwerfen. Viel zu lange hatte ich mir etwas vorgemacht. Gleichzeitig mit dem Gefühl der Freiheit kam jedoch auch die Angst: Was, wenn ich jetzt zunehmen werde?

Diese Zweifel verbannte ich jedoch sofort, denn ich war dazu bereit, weiterzugehen und weiterzuwachsen. Das bedeutete auch, Gedanken, die mich nicht mehr weiterbrachten, aufzugeben, auch wenn es unbequem war. Ich wagte also den Schritt. Was blieb mir auch anderes übrig? Ich wollte nicht mehr so weitermachen wie bisher und mein Leben mit Gedanken an Diäten, an das Abnehmen, Zunehmen, Essen und Nichtessen überdecken. Ich stürzte mich hinein in das Abenteuer Leben ohne Diätplan. Trotz der Angst. Trotz der Zweifel. Mein Wunsch nach Freiheit war größer.

Mit der Entscheidung, die Diätmentalität aufzugeben, musste ich auch eine zweite und genauso wichtige Entscheidung treffen. Nämlich: ab jetzt liebevoll mit mir umzugehen. Denn betrachten wir es einmal ganz nüchtern: Eine Diät zu halten ist keine liebevolle Entscheidung. Diäten zwingen uns zu zwanghaftem Verhalten und richten sich gegen unsere Gesundheit.

Liebevoll mit sich umzugehen bedeutet sich wieder auf sich selbst zu konzentrieren. Auf den eigenen Hunger, die Sattheit und die wahren Bedürfnisse. Indem man sich die Erlaubnis zurückgibt, alles essen zu dürfen, was man möchte, braucht man nicht mehr Unmengen von früher verbotenen Lebensmitteln in sich hineinstopfen. Solange man mit Bewusstheit an sein Essen und Verhalten herangeht, kann man entspannt genießen, was auf dem Teller liegt. Dadurch verabschiedet man das Zwanghafte des eigenen Essverhaltens. Man richtet sich nicht mehr nach dem Kaloriengehalt, den Fettpunkten oder Regeln von außen, sondern beginnt wieder damit, in sich hineinzuhören. Man erlaubt sich alles zu essen, was man möchte, entscheidet sich aber gleichzeitig dafür, das zu essen, was einem schmeckt und gut tut. Denn der Körper ist keine Mülltonne, er wünscht sich nahrhaftes Essen und liebevolle Zuwendung. Natürlich soll man nun nicht wieder Chips und Schokolade aus dem

Leben verbannen, das wäre ja wieder eine Form der Diät. Auch solche Lebensmittel dürfen ihren Platz haben. Je mehr man sich seinem Körper zuwendet und je aufmerksamer man wird, desto besser kann man auch seine Nachrichten verstehen. Auch hier gilt wieder: Seien Sie geduldig und geben Sie nicht auf, Übung macht den Meister.

Nach meiner Entscheidung, ein für alle Mal Diäten und die Diätmentalität aufzugeben, ging ich die Sache schrittweise an. Zuerst wechselte ich von fettarmer Milch zu Vollmilch. Der Kaffee schmeckte dadurch viel besser, vollmundig und nicht mehr so wässrig. Ich fragte mich, wessen schwachsinnige Idee das überhaupt gewesen war, Milch zu entrahmen. Wie sich zeigt, hat die Herstellung von Diät- und Lightprodukten ja auch nicht dazu geführt, dass die Zahl der Übergewichtigen weltweit gesunken ist. Wozu also Milch entrahmen, wenn sie dann kaum noch nach Milch schmeckt und eine unangenehm wässrige Konsistenz hat? Ich trennte mich also nach und nach von den äußeren Regeln sowie den mir selbst auferlegten Geboten und Verboten. Eine Regel nach der anderen musste gehen. Nachdem ich mich von der fettarmen Milch verabschiedet hatte, erlaubte ich es mir, wieder mehr Pasta zu essen und mehr Brot. Ich setzte mich aber nicht unter Druck oder hatte irgendein Konzept dafür. Je mehr ich damit begann, nach innen zu hören, desto bewusster wurde ich in und gegenüber meinem Essverhalten. Ich erlaubte mir aber auch fetthaltige und üppige Speisen wieder, wenn ich sie essen wollte. Zum Beispiel das leckere Tiramisu meiner Mutter oder Lasagne mit viel frisch geriebenem Parmesan. Es kam aber nicht sehr oft vor, dass ich diese Speisen dann tatsächlich gegessen habe, denn ich wollte mich gut fühlen und nicht schweres Essen in meinem Magen liegen haben. Wenn ich nach einer Mahlzeit aufstehe und ich fühle mich gesättigt, aber trotzdem leicht und wach, dann habe ich meinem Körper das richtige Essen gegeben.

Bin ich jedoch nachher müde und fühle mich schwer, so habe ich definitiv zu viel gegessen oder eine Speise verzehrt, die mein Körper nicht so gut verträgt.

Die Angst, dass ich mit dieser neuen Herangehensweise, alle Verbote aufzuheben, zunehmen würde, schrumpfte mit jeder Entscheidung, gut zu essen und zu genießen. Je mehr ich mich von der Diätmentalität verabschiedete, desto freier wurde ich im Umgang mit dem Essen und desto liebevoller wurde auch mein Zugang zu mir. Das Paradoxe dabei war: Ich nahm nicht zu. Und die paar Kilos, die ich jahrelang verzweifelt versucht hatte, durch das Halten von Diäten zu verlieren, verschwanden von selbst – innerhalb eines Jahres und wie von Zauberhand, ganz langsam und unbemerkt. Mein Körper hatte die Möglichkeit bekommen, sich auf das für ihn passende Gewicht einzupendeln. Ohne Diät, ohne Zwang und mit viel Genuss. Das Gewicht, das ich habe, ist das Gewicht, mit dem ich mich wohlfühle. Es ändert sich nur geringfügig und schwankt zum Beispiel kurz nach Weihnachten und Silvester um etwa ein Kilo. Aber ich wiege mich sehr selten – warum soll ich dem Gewicht so viel Bedeutung beimessen? Wichtig ist für mich, dass ich mich wohl in meinem Körper fühle – und das tue ich.

Traurig war ich nur über eine Sache: Warum hatte ich mich so lange gequält? Mich dadurch der Freude am Leben beraubt, weil ich nur den perfekten, schlanken Körper als Ziel vor mir sah? Wie viele schöne Stunden und einzigartige Momente hatte ich dadurch nicht wahrgenommen, weil meine Gedanken woanders waren? Sie waren viel zu lange im Wahnsinn der Diäten gefangen gewesen.

Wenn ich heute Frauen über Kalorien, Abnehmversuche und die Ausmaße ihrer Oberschenkel diskutieren höre, möchte ich mich am liebsten einmischen und sie fragen: „Und wie geht es Ihnen wirklich?“ Ich würde wahrscheinlich befremdete Blicke entgegnet bekommen. „Wie fühlen Sie sich gerade jetzt, in diesem Moment?", würde ich weiterfragen. „Wollen Sie wirklich Ihre Zeit mit Diskussionen über Diäten vergeuden? Wollen Sie sich weiterhin diesem Stress des ständigen Diät-Haltens aussetzen?" Ich mache das natürlich nicht wirklich, denn Menschen dürfen diskutieren, worüber sie Lust haben. Ich muss ja nicht hinhören, geschweige denn mich an der Diskussion beteiligen. Bei meiner Entscheidung bleibe ich allerdings schon: Diäten haben in meinem Leben nichts mehr verloren!

Was ist wirklich gesund?

Was bedeutet eigentlich Gesundheit für Sie? Und was bedeutet gesunde Ernährung für Sie? „Gesunde Ernährung" definiert wahrscheinlich jeder für sich ein bisschen anders, diese Definitionen müssen auch nicht immer objektiv den wissenschaftlichen Richtlinien entsprechen. Für mich ist eine gesunde Ernährung beispielsweise eine, mit der ich mich gut fühle. Für mich bedeutet gesund zu essen Nahrungsmittel zu mir zu nehmen, die so natürlich wie möglich sind, die mir schmecken, die ich gerne esse und genieße und die meinem Körper gut tun, damit sich ein „Rundum-Wohlgefühl" einstellen und lange anhalten kann. Ich denke dabei zum Beispiel an würziges Roggenbrot, mit goldgelber Butter bestrichen und mit Schnittlauch – am besten frisch aus dem Garten – bestreut. Und wenn möglich, genehmige ich mir noch einige Radieschen dazu, die gerade die richtige Schärfe haben und die knacken, wenn man hineinbeißt. Das ist für mich ein Festmahl!

Mir fällt auch sofort Kürbissuppe ein, cremig püriert. Das ist eines meiner Lieblingsgerichte, das ich im Herbst sehr oft koche. Ich liebe auch frische Erdbeeren im Frühsommer, mit Sauerrahm und einem Schuss Sahne verrührt sind sie ein köstliches Dessert. Diese Art von Essen gibt mir Kraft, Energie und tut meinen Körper gut. Es hält mich jung und vital, sättigt und nährt mich.

„Was ist mit Fastfood?“, fragen Sie vielleicht. Nun, mir persönlich schmeckt es nicht. Ich esse seit rund 20 Jahren kein Fleisch und auch einem aufgeweichten Cheeseburger kann ich nichts abgewinnen. Außerdem möchte ich mein Essen langsam genießen und Fastfood wird – wie der Name schon sagt – möglichst schnell gegessen. So ein Essen aus dem Schnellrestaurant tut mir auch nicht wirklich gut. Ich kenne eigentlich niemanden, der sich mit einer Ernährung, die aus Hamburgern, Pommes und überzuckertem Cola oder zu großen Anteilen aus Pudding, Keksen, Eiscreme und Schokolade besteht, wohlfühlt. Vielleicht fühlt es sich im Moment gut an, wenn die ersten Bissen einverleibt werden. Aber wie sieht es ein bis zwei Stunden nach dem Essen aus? Fühlen Sie sich nach dem Verzehr einer Currywurst, die Sie vielleicht im Gehen hinunterschlingen müssen, wohl? Wenn Sie ehrlich sind, tun Sie das wahrscheinlich nicht. Es ist deshalb so schwer, von diesen fettigen und überzuckerten Nahrungsmitteln wegzukommen, weil übermäßiger Konsum von Fastfood süchtig machen kann. Darauf werde ich in Kapitel IV noch näher eingehen.

Wir bekommen heutzutage viel zu viele Informationen von den Medien und Ratschläge von wohlmeinenden Freunden oder sogenannten Experten, was gesund ist und was nicht. Ein kluger Kopf, der deutsche Ernährungspionier Max Bruker, hat den Ausspruch getätigt: „Nichts trinken und essen, wofür Werbung gemacht wird!“ Da ist etwas Wahres dran, denn letztendlich steht hinter all diesen ach so gesunden Lebensmitteln ein großer Konzern, der Profit machen und so viel wie möglich verkaufen will. Ein Konzern, der die Menschen glauben machen möchte, dass, wenn sie dieses spezielle Produkt regelmäßig essen, sie für immer mit einer optimalen Darmflora, einer perfekten Figur oder ewiger Jugend belohnt werden. Und nur dann kann man glücklich sein – für immer natürlich. Die Werbung verkauft Illusionen, das ist ihre Aufgabe und wir fallen leicht darauf hinein. Denn wer möchte nicht für immer schlank, gesund und gut gelaunt sein? Hier gilt es, auch wenn das manchmal nicht sehr leicht ist, realistisch zu bleiben. Essen ist und bleibt Essen, nicht mehr und nicht weniger. Es sollte nicht unser ganzes Leben überlagern, wir müssen es wieder auf den richtigen Platz zurückstellen, denn es kann uns weder den Traummann noch inneren Frieden bringen.

Richtlinien über gesunde Ernährung finden sich übrigens in nahezu allen Broschüren, die in den Wartezimmern der Ärzte aufliegen. Wenn Sie diese Broschüren lesen, können Sie sich einen guten Überblick über Ernährung und Gesundheit verschaffen. Viele Menschen wissen sowieso sehr gut über Ernährung Bescheid, nur die Umsetzung fällt ihnen schwer. Wir können uns auch jederzeit Informationen aus dem Internet oder von anderen Quellen holen, das ist heute ja schon sehr einfach. Aber seien Sie kritisch mit den Quellen, von denen Sie Informationen beziehen, denn oft werden in Zeitschriften und durch versteckte Werbung widersprüchliche Informationen verbreitet, die die Konsumenten verwirren. Eine Studie wird von der anderen abgelöst und was gestern als gesund galt, ist heute mit Vorsicht zu genießen. Deshalb ist es so wichtig, trotzdem für sich selbst zu überprüfen, was dem Körper gut tut. Wir Menschen der Industrienationen haben uns leider viel zu weit von der Natur und unserer Intuition entfernt. Es wäre an der Zeit umzudenken.

Vergessen Sie also alle extremen Ernährungsformen und Tipps aus Pseudoratgebern und finden Sie selbst heraus, was

Ihnen gut tut. Bringen Sie die Natur mit all ihrer Fülle an Auswahl zurück in Ihr Leben. Gut gereiftes heimisches Obst und regionales Gemüse können Sie frisch auf Bauernmärkten erstehen, das sind Lebensmittel, denen man richtig ansieht, dass sie Kraft bringen. Was ist Ihnen lieber: frisch gebackenes Brot vom Bäcker oder eingeschweißte Brötchen aus dem Supermarkt? Eine selbst gekochte Gemüsesuppe oder ein tiefgefrorenes Fertiggericht, das Sie lieblos in die Mikrowelle stellen und dann aus dem Plastikbehälter essen?

Der wichtigste Teil ist jedoch: Wir dürfen die Verantwortung für unsere Gesundheit nicht der Lebensmittelindustrie oder den Ernährungsexperten überlassen. Unsere Ernährung liegt in unserer persönlichen Verantwortung. Wenn uns Vollkornbrot nicht gut tut, dann müssen wir es nicht essen. Nur weil ein Ernährungspapst predigt, dass Müsli am Morgen das einzig Wahre ist, Sie aber die Körner nicht vertragen, dann heißt das nicht, dass Sie sich kein anderes Frühstück aussuchen „dürfen". Eines, das Ihnen schmeckt, Ihnen rundherum gut tut und Sie für den Tag rüstet. Hier liegt es an Ihnen zu experimentieren. Mögen Sie lieber Kuhmilch oder Sojamilch? Kriegen Sie innerlich Ausschlag, wenn Sie rote Rüben nur sehen? Dann streichen Sie diese von Ihrem Speiseplan und Spinat gleich dazu, wenn er Ihnen nicht schmeckt. Auch wenn Spinat noch so gesund sein soll, das ist egal! Wenn Sie ihn nicht mögen, müssen Sie ihn auch nicht essen. Oft sind übrigens die Geschmacksknospen durch die Verwendung von zu viel Salz, Zucker und scharfen Gewürzen abgestumpft. Tasten Sie sich deshalb wieder langsam an die verschiedenen Geschmäcker und Geschmacksrichtungen heran. Probieren Sie verschiedene Lebensmittel und Speisen aus und lassen Sie dabei Ihrer Kreativität freien Lauf. Denn wer entscheidet, was Sie essen sollen? Die Experten oder Sie selbst?

Vergessen Sie eine Sache nicht: Sie sind für Ihren Körper

der Experte oder die Expertin. Kein Mensch gleicht dem anderen und daher gibt es auch kein „One fits all"-Rezept – weder für eine gesunde Ernährung noch für ein glückliches Leben. Holen Sie sich also die Verantwortung zurück und entscheiden Sie ab jetzt selbst, was gesunde Ernährung für Sie bedeutet. Sie können sich Ihr eigenes Wohlfühlprogramm zusammenbasteln. Nicht die Werbung soll Ihnen sagen, was Ihnen persönlich gut tut, Sie können das selbst herausfinden. Es ist ein spannendes Experiment, das Sie Ihrer Natur näherbringt – und schon entwickeln Sie sich vom unmündigen Konsumenten, der vieles glaubt, was gesagt und geschrieben wird, zum kritischen und verantwortungsbewussten Hüter Ihrer Gesundheit und Ihres Wohlbefindens.

Von der Angst, das Falsche zu essen

Früher habe ich mich sehr gesund ernährt – das dachte ich jedenfalls, wenn ich „gute" Tage hatte. An diesen guten Tagen habe ich zum Frühstück Müsli und zu Mittag gedünstetes Gemüse gegessen. Das Abendessen bestand aus Knäckebrot und der Käse für den Belag durfte nur fettarm sein. Die Milch und Joghurts natürlich ebenso. Sahne zum Kochen? Nie im Leben! Auf meinem Speiseplan stand frischgepresster Karottensaft, die Nudeln waren aus Vollkorn und Salat habe ich täglich gegessen. Süßigkeiten waren komplett verboten.

In meinem Kopf hatte ich eine „Erlaubt-Liste" und eine „Verboten-Liste". Auf der ersten Liste standen alle Dinge, die ich essen durfte, also Lebensmittel mit möglichst wenig Kalorien, die fettfrei oder zumindest fettreduziert sind und viele Vitamine und Mineralstoffen enthalten. Auf der zweiten

Liste hatte ich geistig alle anderen Sachen niedergeschrieben: Schokolade, Eiscreme, Kuchen, Torten, Chips, aber auch fetter Käse, weiße Nudeln und alle Süßspeisen befanden sich darauf.

Mit diesen beiden Listen im Kopf lebte ich also, denn ich wollte ja abnehmen und wenigstens ein paar Kilos verlieren. Einige Tage hielt ich den Verzicht immer durch, doch dann kam irgendwann der Zeitpunkt, an dem ich frustriert war und der Hunger nach etwas „Verbotenem" unglaublich groß geworden war. „Nur heute eine Rippe Schokolade", sagte ich zu mir, „ab morgen ist alles Süße dann wieder gestrichen." Der Ausflug in den Supermarkt endete damit, dass ich mit einer Tasche voll „verbotenem" Zeug heimkam. All das, was ich mir in den vergangenen Tagen nicht erlaubt hatte, verputzte ich innerhalb kürzester Zeit. Kein Wunder, ich hatte meinem Körper einfach zu wenig Energie zugeführt. Er war aus dem Gleichgewicht gekommen und setzte nun seine hormonellen Mechanismen in Gang, damit er wieder zu ausreichend Energie kam. Mein Körper wollte Brennstoff, so rasch wie möglich und nichts ist stärker als der physiologische Esstrieb, da kann die Willenskraft noch so groß sein, der Hungertrieb lässt sie nicht durchkommen. Natürlich war es daher dann auch mit meiner Kontrolle vorbei. Die Gier nach Schokolade war groß, ebenso die Gier nach Kuchen, Nudeln mit fetter Käsesauce und Eiscreme. Ich aß und aß, bis ich nicht mehr konnte: eine Riesenportion Pasta, eine Packung Kekse, eine Familienpackung Eiscreme und noch einen Schokoriegel. „Wie kannst du nur so schwach sein?!", schimpfte ich abschließend mit mir und schwor ab sofort wieder nur Gesundes zu essen. Das Drama begann damit von vorne: Einige Tage aß ich gesund und war stolz auf mich, dann kam die Gier zurück und ich stopfte mich mit allem Möglichem aus der „Verboten-Liste" voll.

Die Lebensmittel auf dieser Liste machten mir Angst,

deshalb gönnte ich sie mir nicht und hatte auch nie Schokolade oder Kuchen zu Hause. Wenn es keine Süßigkeiten im Küchenschrank gab, aß ich auch keine. Ich konnte mit Essen nicht mehr richtig umgehen. Wenn ich an einem freien Wochenende meine Eltern besuchte, war ich total überfordert, denn dort war der Kühlschrank voll mit Käse und anderen leckeren Sachen. Es gab richtiges Brot und in der Speisekammer fand ich immer selbstgebackenen Kuchen, Kekse und Schokolade. Meine Mutter freute sich, wenn ich ordentlich zulangte: „Iss nur, du schaust eh so schlecht aus", meinte sie. Für meine Mutter war die Welt in Ordnung, wenn ich aß. Und das tat ich. Nach diesen Besuchen kam ich immer mit vollem Bauch nach Hause zurück und für die darauffolgende Zeit waren nur mehr Lebensmittel von der „Erlaubt-Liste" angesagt.

Lange Zeit drehte sich mein Leben darum, das Richtige und Gesunde zu essen und mir das Falsche und Ungesunde zu verbieten. Aber die paar Kilos, die ich zu viel hatte, nahm ich nicht ab. Im Gegenteil – durch die immer wiederkehrenden „Futterattacken" nahm ich zu. War ich gesund, weil ich gesund gegessen habe? Nein! Ich hatte die Verbindung zu meinem Körper verloren, pendelte immer zwischen Hungern und Überessen hin und her. Ich war müde und schlecht gelaunt, fühlte mich aufgedunsen und unbehaglich in meinem Körper. Ich war unzufrieden mit mir, meinem Aussehen, meiner Figur. Im Grunde genommen war ich todunglücklich.

Schließlich stellte ich mir die Frage: „Will ich mein Leben so weiterführen, mir weiterhin alles verbieten, um es dann heimlich doch zu essen?" Warum hatte ich solche Angst davor, das Falsche zu essen? Für mich war zu diesem Zeitpunkt Essen nicht mehr Nahrungsaufnahme, Energieversorgung und Genuss, sondern es war richtiggehend zur Sucht geworden. Ich versuchte damit schlichtweg, mein Leben in den Griff zu bekommen.

Es dauerte seine Zeit, bis ich mich wieder mit den für mich ungesunden Lebensmitteln mit hohem Kaloriengehalt anfreundete und die beiden Listen aus meinen Gedanken verbannt hatte, bis ich es mir wieder erlaubte, Desserts zu essen, ohne davon ein schlechtes Gewissen zu bekommen. Nur langsam konnte ich meinem Hunger wieder vertrauen und die Angst vor dem Essen verlieren.

Hinter der Angst vor dem Essen versteckt sich oft eine Angst vor dem Leben. Heute erlaube ich es mir, genussvoll eine Portion Pasta mit Tomatensauce und Parmesan zu verzehren – das ist mittlerweile meine absolute Lieblingsspeise. Und ich erlaube es mir aber auch wieder, das Leben genussvoll wahrzunehmen, mit Freude in neue und unbekannte Erfahrungen hineinzuspringen und dabei lauthals zu lachen. Der Versuch, mein Essverhalten zu kontrollieren, war in Wahrheit der Versuch, mein Leben zu kontrollieren. Doch das Leben lässt sich nicht kontrollieren, es ist eben das Leben und dazu da, um gelebt zu werden und um Erfahrungen zu sammeln, aus denen wir lernen können. Im Leben darf alles Platz haben: auch Spaß, Genuss und Heiterkeit, Essen und Trinken und Feste feiern. Viel zu oft nehmen wir alles so ernst und verlieren dabei die Leichtigkeit und die Freude am Leben. Die Kunst ist es jedoch, sein inneres Gleichgewicht nicht zu verlieren – und damit auch sein körperliches Gleichgewicht. Wenn man das schafft, dann braucht es auch keine rigide Kontrolle, keine Pläne und Listen und keine Zwanghaftigkeit, wenn es um das Essen geht.

Karotten oder Schokolade?

Ich mag Karotten und ich mag Schokolade – sehr sogar. Ich esse Karotten, wenn ich Lust auf Karotten habe, und Schokolade, wenn ich Lust auf Schokolade habe. So einfach, wie das jetzt vielleicht klingt, ist es dann aber doch nicht. Denn: Es gibt einen Unterschied zwischen Karotten und Schokolade – und der liegt im Zuckergehalt. Mit Zuckergehalt meine ich vereinfacht ausgedrückt die Menge an Glukosemolekülen, die bei der Verstoffwechselung der Nahrung entsteht. Um einen ähnlichen Zuckergehalt wie den einer Rippe Schokolade aufzunehmen, müsste man ungefähr 1 kg Karotten essen.

Zucker, der in den Süßigkeiten enthalten ist, wird vom Körper rasch verwertet und lässt somit den Blutzucker in die Höhe schnellen. Dies führt zu einer vermehrten Ausschüttung von Insulin – einem Hormon der Bauchspeicheldrüse, dessen Aufgabe es ist, die Zuckermoleküle so rasch wie möglich in die Zellen zur Energiegewinnung zu transportieren. Ist zu viel Zucker im Blut vorhanden, kann nicht alles zu den Zellen gebracht und verbrannt werden, dieser Überschuss wird ins Fettgewebe zur Speicherung befördert. Der Blutzuckerspiegel sinkt dann wieder, jedoch tiefer, als es für das Gleichgewicht des Körpers gut ist. Da aber der Körper gerne seinen Blutzucker auf einem bestimmten Niveau hält, möchte er dieses Level wieder herstellen. Botenstoffe werden aktiviert, die Folge ist Heißhunger, der Griff zur nächsten Süßigkeit ist vorprogrammiert. Dann bleibt es aber nicht bei einem Stück Schokolade, oft wird die ganze Tafel verputzt. Kommt Ihnen das bekannt vor?

Ich reagiere sehr sensibel auf Zucker. In größeren Mengen tut er mir überhaupt nicht gut, denn er verursacht Heißhunger. Früher, als ich von den körperlichen Mechanismen der Blutzuckerregulation noch nichts wusste, dachte ich natürlich auch, dass dieser Heißhunger auf Süßes nur auf meine

Willensschwäche zurückzuführen sei. Ich dachte, es wäre meine eigene Schuld und meine persönliche Unfähigkeit, dass ich so viele Süßigkeiten aß. Ich könnte ja auch nach zwei Keksen aufhören, dann wäre alles kein Problem – mahnte ich mich. Da ich aber noch dazu eine emotionale Esserin war, also aß, um meinen Frust, meine Unzufriedenheit und meinen Schmerz nicht zu spüren, reichten von vornherein keine zwei Kekse oder nur eine Rippe Schokolade aus, um den gewünschten Effekt zu erzielen. Es musste die ganze Packung Kekse oder die ganze Tafel sein. Nach so einem Zuckerschock reagierte mein Körper natürlich heftig, ich fühlte mich wie in Trance. Meine Bauchspeicheldrüse arbeitete auf Hochtouren und mein Insulin lief Amok, um das soeben Angerichtete wieder zu korrigieren. Nur weg mit dem Zucker aus dem Blutkreislauf, dachte sich mein Körper. Mein Blutzuckerspiegel sackte nach unten und die Gier nach Süßem begann erneut in mir aufzusteigen.

Ich habe meinen armen Körper einige Male mit all den Süßigkeiten, die ich mir einverleibte, in einen chaotischen Zustand versetzt. Kein Wunder, dass er heute so sensibel darauf reagiert. Er will mich warnen und schickt sofort Gedanken los: „Nein, nein", flüstert er mir zu, wenn ich heute dabei bin, mehr als eine kleine Portion vom Dessert zu essen, „du weißt doch, dass dir das nicht gut tut. Wie oft hast du dich dadurch in einen Ausnahmezustand versetzt, wo sich dein Gehirn ganz benebelt anfühlte! Es geht auch anders. Du weißt ja Bescheid!"

Zucker hat übrigens im Gehirn tatsächlich die gleichen Rezeptoren wie Kokain. Rezeptoren kann man als eine Art Anlegestelle an der Oberfläche einer Zelle verstehen. An dieser docken dann die Botenstoffe oder Hormone, die der Körper gebildet hat, an und lösen ein spezielles Signal in der Zelle aus. Große Zuckermengen ziehen – genauso wie Drogen – neurochemische Veränderungen nach sich. Das bedeutet, dass Zucker also süchtig machen kann, davon haben Sie vielleicht schon gehört. Je mehr Zucker dem Körper zugeführt wird, desto mehr möchte er davon haben. Ein Suchtkreislauf entsteht, aus dem man nur sehr schwer wieder herauskommen kann. Es gibt Menschen, die belächeln diese sogenannte Zuckersucht. Aber ich weiß, dass es so ist, ich habe es ja am eigenen Körper erfahren, Willensstärke hat da keinen Einfluss mehr auf das Essverhalten, denn die Sucht hat das Zepter übernommen, um sich selbst zu versorgen.

Zu oft hat mein Suchtverhalten diese Kontrolle früher an sich gerissen und mich gleichsam dazu gezwungen, mich mit einer Unmenge an Süßem zu versorgen, was mich in einen Zustand versetzt hat, der mich nicht mehr klar denken ließ. Ich habe mich in einen körperlichen Ausnahmezustand weggezappt, konnte nur mehr auf dem Sofa liegen und die nächsten Stunden mit der Fernbedienung in der Hand in einem Trancezustand verbringen. Weil ich diese Erfahrungen nicht mehr machen möchte, gehe ich heute sehr bewusst mit Zucker um. Ich weiß, dass mir größere Mengen nicht gut tun, vor allem auch dann, wenn ich emotional nicht so stabil bin. Wenn ich Schokolade esse, dann als Dessert nach dem Mittagessen. Besonders liebe ich dunkle Schokolade, wenn ich ein Stück davon zum Kaffee genieße, bin ich im kulinarischen Himmel. Milchschokolade reizt mich jedoch nicht mehr so sehr, denn sie enthält für meinen Körper zu viel Zucker. Das merke ich sofort, wenn ich doch davon probiere: Für meinen Gaumen ist sie viel zu süß und mein körperliches Wohlgefühl wird eingebremst. Manchmal möchte ich auch gar keine Schokolade, dann stille ich mein Verlangen nach Süßem mit einem Stück Obst oder einer kleinen Portion Studentenfutter. Hin und wieder hole ich mir aus der Bäckerei im Nebenhaus ein Kokoskipferl. Ich verwehre mich also weder gegen Mehlspeisen noch gegen Süßigkeiten. Wenn ich sie wirklich möchte, dann esse ich sie auch – genieße langsam und bewusst die köstliche Leckerei. Nachher bin ich gesättigt und mein Verlangen ist gestillt. Aber dennoch achte ich immer darauf, nicht zu viel Zuckerhaltiges zu mir zu nehmen, denn ich erinnere mich noch gut daran, was zu viel Zucker bei mir angerichtet hat, und weiß auch, was er wieder anrichten könnte. Natürlich kann es sein, dass sich alte Muster ab und zu bei mir melden, das merke ich dann sofort, aber dennoch ist es nicht immer einfach, gegen diese anzukämpfen. Denn ein einmal entwickeltes Muster bleibt immer latent vorhanden – auch wenn es nicht (mehr so oft) benutzt wird und dadurch seine Kraft verliert. Es kann durchaus sein, dass es sich immer wieder zeigt, vor allem wenn wir emotional aus dem Gleichgewicht geraten. Ich erkenne inzwischen sehr gut den Unterschied zwischen der Weisheit meines Körpers und süchtigem Verhalten. In diesen Momenten entscheide ich mich dann immer von Neuem dazu, liebevoll mit mir umzugehen. Mein Körper dankt es mir mit Wohlbefinden.

Ich habe in meiner Praxis viele Menschen getroffen, die – so wie ich – sensibel auf Zucker reagieren. Finden Sie heraus, wie das bei Ihnen ist, wenn Sie das nächste Mal zur Schokolade greifen.

Erdbeeren im Winter

Heute ist es draußen kalt. Der Himmel ist wolkenverhangen und obwohl nun schon Anfang März ist, war heute Morgen die Stadt mit einer Schneedecke angezuckert. Mittags habe ich einen großen Topf heiße Gemüsesuppe und ein bisschen Bohnenpüree gegessen. Wenn es so kalt ist, verlangt mein Körper nach warmen Speisen, nach Suppen, Aufläufen und

Eintöpfen. Salat im Winter? Esse ich kaum, ich habe kein Verlangen danach.

Erst wenn der Frühling wieder ins Land marschiert, wenn es wärmer wird und die Sonnenstrahlen die Blumen aus ihrem Winterschlaf herauskitzeln, dann habe ich Lust, wieder knackiges, rohes Gemüse zu essen. Auch Sauerkraut esse ich immer nur im Frühling. Ich kann mich nicht erinnern, je im Herbst oder im Winter rohes Sauerkraut gegessen zu haben. Mein Körper ist klug, er weiß, was er braucht.

Nach einem langen und dunklen Winter sehnen sich die meisten Menschen nach viel Frischkost im Frühling. Der Körper möchte seine Vitaminspeicher wieder auffüllen. Er erwacht aus dem Winterschlaf, er tankt Sonnenlicht, holt sich die Kraft aus der Natur, aus den Sprossen und den zarten Blättchen der frisch gewachsenen Salate. Leichtigkeit ist wieder angesagt. Vielleicht hat der Körper über den Winter auch das eine oder andere Pfund Fett auf den Hüften eingelagert. Das verschwindet nun wieder von alleine, ohne Anstrengung und ohne Diät. Es ist ganz natürlich, dass der Körper im jahreszeitlichen Rhythmus kleineren Gewichtsschwankungen unterworfen ist. Ich spreche dabei aber nicht von 5 kg Winterspeck, der sich aufgrund von exzessivem Genuss von Glühwein und Vanillekipferln wie ein Rettungsring um den Bauch klammert. Ich meine diese nahezu unbedeutenden ein bis zwei Kilogramm, die der Körper speichert, weil er sich im Winter vor der herrschenden Kälte besser schützen möchte. Eben dieser Kälteschutz wird im Frühling nicht mehr gebraucht.

Im Sommer versüßen uns dann saftige Kirschen und frische Erdbeeren den Tag, mit den steigenden Temperaturen nimmt auch der Appetit etwas ab. Durch mehr Bewegung und viel Aufenthalt im Freien kann unser Körpergewicht sogar einen Niedrigstand erreichen. Dieser gleicht sich dann im Herbst aus, wenn wir uns wieder mehr in die Gemütlichkeit unseres Zuhauses zurückziehen. Im Winter wärmen wir uns wieder mit deftigerem Essen und geben damit dem Körper die Möglichkeit, eine kleine Isolierschicht gegen die kalten Temperaturen zu bilden.

Unser Körper zeigt uns ganz genau, wie er im Laufe der Jahreszeiten ernährt werden möchte. Man muss nur sensibel hinhören und seine Zeichen richtig deuten. Aber nicht immer hören wir auf ihn und ab und zu können wir seine Botschaften nicht richtig deuten. Darauf werde ich im nächsten Kapitel noch näher eingehen.

Haben Sie vielleicht auch schon einmal im Winter eine Diät gestartet und dabei mit schlechtem Gewissen aus Südafrika importierte und überteuerte Erdbeeren gekauft, nur weil es der Diätplan so verlangte? Vielleicht haben Sie mit einem kalten Frühstück und Abendessen versucht, dem Körper das Fett abspenstig zu machen. Wahrscheinlich haben Sie dabei gefroren und Ihren Hunger unterdrückt – nur um die mühsam abgenommenen Kilos nach der Diät in Windeseile wieder zuzunehmen.

Es gibt einen Grund, warum unser Körper im Winter nach wärmenden Mahlzeiten verlangt und im Sommer mit viel weniger auskommt. Er ist immer und jederzeit im Einsatz und darum bemüht, ein Gleichgewicht aufrechtzuerhalten. Um uns zu unterstützen, um sich den Jahreszeiten anzupassen und um ausgleichend zu wirken. Je mehr Sie sich wieder dafür entscheiden, mit der Natur und nicht gegen sie zu leben, desto besser werden Sie sich auch in Ihrem Körper fühlen. Wenn Sie auf ihn hören und das essen, was er braucht, unterstützen Sie ihn bei seiner Arbeit. Ich werde im nächsten Kapitel noch etwas genauer darauf eingehen, wie der Körper mit uns zu sprechen versucht.

Ich habe das Gefühl, dass mittlerweile viele Menschen verlernt haben, auf die wahren Bedürfnisse des Körpers zu hören. Sie arbeiten bis in die Nacht hinein, berauben sich des regenerierenden Schlafes und bekämpfen ihre Müdigkeit mit viel starkem Kaffee. Natürlich müssen wir alle arbeiten, Geld verdienen und oft nach Feierabend auch noch die Familie versorgen. Wir müssen unser Leben organisieren und stehen täglich vor kleinen und größeren Herausforderungen. Dazu brauchen wir allerdings einen fitten Körper. Je mehr wir uns von unserem ureigenen Lebensrhythmus entfernen, desto unnatürlicher leben wir und desto schwieriger wird es letztlich auch, die warnenden Signale des Körpers wahrzunehmen. Dabei ergeben schon kleine Änderungen einen großen Unterschied. Man fühlt sich gleich wohler, wenn man einmal früher schlafen geht, wenn das Fernsehprogramm nichts Anschauliches bietet oder wenn man den Abend mit dem Liebsten zu Hause genießt anstatt in der verrauchten und lauten Kneipe, und man fühlt sich natürlich auch wohler, wenn man dem Körper das Essen gibt, das er wirklich braucht.

Der sprechende Körper

Sie haben nun schon einiges über den Hunger erfahren: wie Sie ihn spüren, wann Sie essen sollten etc. Und vielleicht haben Sie sich auch schon mit Ihrem eigenen Essverhalten auseinandergesetzt. Sie haben sich Gedanken über Diäten gemacht und eventuell Ihre Diätmentalität überprüft. Sie haben gelesen, dass Sie keine Angst vor Schokolade zu haben brauchen, trotzdem aber Ihren Zuckerkonsum überdenken könnten, und auch dass Ihr Körper einem jahreszeitlichen Rhythmus unterworfen ist, den es zu beachten gilt.

Nun soll es darum gehen, noch tiefer in die Weisheit des Körpers einzutauchen. Wie spricht er zu uns? Was möchte er uns sagen? Was möchte er essen, was möchte er nicht essen? Sie werden jetzt vielleicht sagen: „Wenn mir mein Körper signalisiert, zum Mittagessen eine Portion Pommes und danach eine Packung Schokoladenkekse zu essen, kann ich das dann essen?" Oder: „Mein Körper sagt mir, er möchte dauernd essen. Das verwirrt mich, das kann nicht stimmen. Ich kann nicht darauf vertrauen, was mein Körper mir sagt." Wenn das der Fall ist, sind Sie zu Recht verwirrt. Es ist hier nicht die Weisheit Ihres Körpers, die spricht, sondern es sind Ihre Gewohnheiten, die Sie im Laufe Ihres Lebens entwickelt haben. Es sind Ihre Muster, die sich in Ihre Gehirnwindungen eingeprägt haben, und es sind Ihre Süchte, die Ihr Körper entwickelt hat und denen er nachkommen möchte. Wenn wir Lebensmittel essen, die reich an Zucker, Fett und Salz sind, wird im Gehirn ein Teil angesprochen, der sich „Belohnungszentrum" nennt. Dieses „Belohnungszentrum" schüttet beim Essen von Milchschokolade, Kartoffelchips und all diesen Sachen, denen wir oft so schwer widerstehen können, den Botenstoff Dopamin aus. Die Folge: Wir fühlen uns sofort gut. Natürlich wollen wir, dass dieses Wohlgefühl bleibt, deshalb greifen wir immer wieder zu solchen Leckereien. Mit der Zeit entwickelt sich daraus eine Gewohnheit, die uns automatisch weiter in die Chipstüte greifen lässt, zum Verputzen einer ganzen Tafel Schokolade oder dem Verzehr der gesamten Kekspackung auffordert. Wir haben also ein Muster erlernt, das wir ausagieren. Je fetter, süßer und salziger die Nahrung ist, die wir unserem Körper geben, desto mehr verlangt er danach. Natürlich kommt der Körper dadurch aus der Balance und gibt vor, Dinge zu verlangen, die er eigentlich nicht braucht.

Dass wir unser Belohnungszentrum im Gehirn so stark beanspruchen, nutzt auch die Lebensmittelindustrie aus. Sie produziert überzuckerte, fette und salzige Lebensmittel, raffiniert und mit Zusatzstoffen und künstlichen Aromen versetzt. Es ist schwer, dem zu widerstehen. Es kann sogar soweit kommen, dass wir nach diesen denaturierten Nahrungsmitteln süchtig werden. Auch davon können Sie weiter hinten im Buch lesen.

Der Grund unseres Verlangens nach diesen Speisen liegt also im Funktionsmechanismus des Gehirns, doch letztendlich sind wir für unsere Handlungen verantwortlich. Es mag zwar schwierig sein, die erlernte Gewohnheit, sich mit Essen zu belohnen, zu durchbrechen, aber es ist möglich. Wir können uns bewusst anders entscheiden. Deshalb ist es so wichtig, sich auf seinen physischen Hunger rückbesinnen zu können und herauszufinden, welche Nahrungsmittel unserem Körper gut tun und welche ihn aus dem Gleichgewicht bringen.

Es ist wichtig, sich hier nicht entmutigen und von falschen Gedanken leiten zu lassen oder gar frühzeitig aufzugeben. „Wie soll ich das anstellen?“, fragen Sie sich vielleicht. Die Antwort ist einfach, erfordert aber etwas Übung: Unterbrechen Sie automatische Handlungen und überprüfen Sie Ihre Gedanken.

Stellen Sie sich vor, Sie sitzen am Nachmittag im Büro über einem kniffligen Protokoll, das Ihre Chefin am Abend haben möchte. Plötzlich taucht der Gedanke in Ihrem Kopf auf: „In der Teeküche sind noch ein paar Muffins von der gestrigen Firmenfeier. Ich bin hungrig, ich möchte einen davon sofort essen!“ Anstatt nun aufzustehen, ihn zu holen und ihn schnell nebenher zu essen, überprüfen Sie am besten den Gedanken und fragen sich: „Bin ich wirklich hungrig?“ Konzentrieren Sie sich auf Ihren Magen und fühlen Sie in ihn hinein. Wahrscheinlich haben Sie keinen Hunger. Sie bemerken vielleicht, dass Sie ein bisschen müde sind und eine Dosis Sauerstoff genau das Richtige wäre. Stellen Sie sich vor das geöffnete Fenster und nehmen ein paar tiefe Atemzüge – und machen Sie dann weiter mit dem Protokoll.

Das war bewusst ein vereinfachtes, aber treffendes Beispiel. Oft glaubt man nämlich, dass einem der Körper Hunger signalisiert, dabei ist er bloß durstig, müde, gestresst oder in ein Gefühlschaos getaucht. Wenn Sie achtsam bleiben, werden Sie mit etwas Geduld nach und nach erkennen, welcher Gedanke in welcher Situation die Weisheit des Körpers überlagert. Die Stimme des Körpers liegt übrigens tief unter dem Geplapper des Verstandes, sie ist leise und subtil. Oft macht sie sich auch als Gefühl bemerkbar oder als leichtes Unwohlsein. So könnte ein beginnender Druck im Kopf darauf hinweisen, dass Sie für heute noch viel zu wenig getrunken haben. Wenn etwas in Ihnen laut schreit: „Ich will Eiscreme mit Sahne und ganz viel Schokosauce!", dann ist das ziemlich sicher nicht die Klugheit Ihres wunderbaren Körpers, die da spricht.

In einigen Büchern und Ratgebern über Essverhalten wird dazu geraten, sämtliche Nahrungsmittel, die man früher dem eigenen Körper verwehrt hat, zu Hause zu bunkern – und zwar in derart großen Mengen, dass man es nicht auf einmal essen kann. Nehmen wir einmal an, Sie sind verrückt nach diesen bunten Schokolinsen, tragen sie säckeweise nach Hause, haben sie auch im Büro in der Schreibtischlade immer griffbereit und natürlich auch einen eigenen Vorrat in Ihrer Handtasche. Damit signalisieren Sie sich, dass Schokolinsen nicht mehr verboten sind und Sie sie jederzeit essen können. An sich ist das eine gute Idee, die durchaus funktionieren kann. Wenn Sie Lust haben und experimentierfreudig sind, können Sie es gerne ausprobieren. Bei mir hat es jedoch nicht funktioniert, diese Methode hat mich überfordert. So viel Zuckerkram im Haus zu haben hat dazu geführt, dass ich in einer schwachen Stunde oder an einem Abend voller Langeweile dann doch nicht widerstehen konnte und gleich Unmengen davon gegessen habe. Nur einen Keks zu essen war damals für mich wesentlich schwieriger als gar nichts zu sich zu nehmen. Ich habe mich wohler damit gefühlt, mein Verhalten langsam und schrittweise zu ändern. Niemand, der sich, so wie ich, jahrelang selbsternannten Regeln und Geboten unterworfen hat, kann sofort die Stimme des Körpers erkennen. Es ist ein Lernprozess, der uns Schritt für Schritt wieder näher zu uns und unseren Bedürfnissen führt. Ich habe durch „trial and error", also Versuch und Irrtum, herausgefunden, was für mich gut ist. Es kann sein, dass wir dazu psychologische Hilfe und Betreuung durch einen Experten in Anspruch nehmen müssen, um unsere Muster zu erkennen und zu verändern – in manchen weniger verfahrenen Fällen kann das aber auch alleine machbar sein. Es braucht auf jeden Fall viel Geduld und Mitgefühl für uns selbst. Oft fällt man (zurück in alte Muster) und muss dann wieder mühevoll aufstehen – aber es lohnt sich, auch wenn der Rückschlag groß war. Geben Sie also nicht auf!

Stellen Sie sich vor, Sie entscheiden sich von nun an wieder dafür, auf Ihren Hunger zu hören und Ihr Essverhalten zu verändern. Ihr Vorratsschrank ist aber vollgeräumt mit allerlei Leckereien: In Ihrem Gefrierfach ruhen Riesenpackungen Pizza und Eiscreme und der Kühlschrank ist vollgeräumt mit Schokopudding und Mortadella. Ihr Verlangen, diese Dinge zu essen, wird dadurch nur gesteigert, aber es ist nicht das, was der Körper wirklich braucht und was ihm gut tut.

Wenn ich unterwegs bin, habe ich immer eine Kleinigkeit zu essen in der Handtasche: einen Apfel, eine Banane oder ein paar Nüsse, damit kann ich meinen kleinen Hunger stillen, wenn er kommt. Süßigkeiten mit mir herumzutragen wäre keine gute Idee, denn damit würde ich nur in Versuchung geraten, etwas zu essen, das meinem Körper nicht gut tut. Sie werden sich sicher auch wohler fühlen, wenn Sie anstelle von Schokolade einen Müsliriegel mit sich herumtragen oder eine Packung Studentenfutter. Was die optimale Variante für Sie ist, müssen Sie selbst herausfinden, indem Sie unter die Schicht der Konditionierungen, Vorlieben und Süchte schauen. Je ausgeglichener Sie sind, je gesünder Ihr Körper ist, weil er in Balance ist und Sie sich gut um ihn kümmern, desto klarer werden auch seine Botschaften. Er wird Ihnen zeigen, was er möchte, und Ihnen sofort rückmelden, was ihm gut tut. Sie werden das alles jedoch nicht an einem Tag herausfinden und initiieren können, es braucht Geduld. Je mehr Sie auf Ihren Körper eingehen, desto besser wird auch Ihre Verbindung zu ihm werden – wenn Sie ihm Zeit geben. Dort, wo früher Gier oder ein unbestimmter Appetit zu erkennen war, wird Ihr Körper Ihnen mit der Zeit eindeutige Botschaften übermitteln.

Ich habe für mich herausgefunden, was mein Körper braucht und was ihm gut tut. Der Weg dorthin war nicht leicht und es gab auch Rückschläge. Aber ich weiß nun, dass mein Körper leichte Speisen und kleine Portionen mag. Er liebt warme Gemüsegerichte im Winter und knackige Salate im Sommer. Obst hat er ebenfalls sehr gerne, Nüsse verträgt er nur in kleinen Mengen. Hin und wieder verlangt er nach Süßspeisen wie Grießbrei, mit viel Zimt bestreut, oder Pfannkuchen, ganz leicht mit Marmelade bestrichen. Alles, was zu stark gesalzen, zu fett, überzuckert und frittiert ist, lehnt er ab. Solche Speisen machen mich schwer und träge. Wenn ich wirklich große Lust dazu habe, probiere ich davon – aber nur sehr wenig. Ich habe mich schon zu oft schlecht dadurch gefühlt. Kaffee mag mein Körper maximal zwei Tassen am Tag, aber auch nur, wenn der Kaffee leicht ist. Alkohol verträgt er nur in kleinen Dosen, ab und zu genieße ich ein Glas Wein zum Essen, wenn ich aber mehr davon trinke, bekomme ich Herzklopfen und schlafe schlecht. Zu viel Fett und Zucker machen mich müde und verschleiern meinen Blick.

Trotzdem gibt es Zeiten, in denen ich auch nicht so stabil und im Gleichgewicht bin. Dann fällt es mir schwerer, auf meinen Körper zu hören. Ich ertappe mich hin und wieder dabei, dass ich versucht bin zu viel zu essen oder etwas zu essen, von dem ich schon vorher wusste, dass es mir nicht bekommen wird. Das ist dann ein eindeutiges Signal, dass ich Stress habe oder negative Gedanken in meinem Kopf herumschwirren. Es erfordert Disziplin, mich hier sofort zu korrigieren, und oft ist es nicht leicht. Aber ich habe gelernt mich nicht dafür zu verurteilen, auch wenn einmal meine alten Muster siegen. Ich bin nicht perfekt. Ich bin eine ganz normale Frau mit Schwächen und Fehlern und Tagen, an denen alles schiefläuft. Dazu stehe ich, das ist gut so. Wenn ich strauchle, dann erlaube ich mir zu straucheln. Aber danach nehme ich mich auch wieder bei der Hand und führe mich zurück zu meinem Weg des Wohlfühlens und lausche wieder darauf, was mein Körper mir mitteilen möchte. Es gibt keine Strafe, keinen Zwang und kein Muss – und das fühlt sich gut an!

Seien also auch Sie nicht zu streng mit sich. Wenn Sie Ihrem Körper näherkommen und seine Stimme besser hören möchten, werden Sie auf dem Weg dorthin öfters straucheln. Aber mit der Zeit werden Sie immer besser erkennen, was Ihrem Körper gut tut und was ihm nicht so gut bekommt. Er wird Ihnen Feedback geben und Sie werden dieses immer besser erkennen. Sei es bei der Auswahl der Nahrungsmittel oder auch bei der Menge, die Sie essen. Gestehen Sie sich zu, Fehler zu machen, das ist in Ordnung, denn nur so können Sie lernen.

III. Hauptsache Genuss

Genuss beginnt beim Einkaufen

Heute ist ein besonderer Tag. Ich habe beschlossen mir ein paar Stunden freizunehmen und in die Stadt zum Wochenmarkt zu fahren. Hierher komme ich gerne, wenn ich etwas Besonderes brauche, meine üblichen Einkäufe mache ich dann nachher im Supermarkt ein paar Schritte von meiner Wohnung entfernt. Ich schnappe mir meine große bunte Einkaufstasche, die Sonnenbrille und meine Geldbörse und mache mich beschwingt auf den Weg zur U-Bahn-Station.

20 Minuten später bin ich beim Markt angekommen und stürze mich ins Getümmel. Es ist schon ganz schön viel los heute, doch es macht mir nichts aus, mich durch die Menschenmengen zu den Verkaufsständen zu schlängeln. Ich liebe das bunte und laute Markttreiben und kann mich gar nicht satt sehen an den vielen Farben. Hier liegen schön geordnet rotbackige heimische Äpfel neben exotischen Früchten und vielen verschiedenen Gemüsesorten, die darauf warten, gekauft zu werden. Tief atme ich den Duft der Gewürze ein, der in der Luft hängt. Es riecht nach frischen Kräutern, Zimt und Vanille. Ich nehme mir bewusst Zeit, um all die Eindrücke, Gerüche und Farben wahrzunehmen, und genieße das rege Treiben. Nachdem ich viele Sinnesfreuden gesammelt habe, krame ich meine Einkaufsliste hervor.

Ich brauche einige besondere Gewürze, die ich immer hier im indischen Geschäft besorge, und eine Vorratspackung

Cashewnüsse. Davon werde ich einige zum Gemüsecurry dazugeben, das ich für morgen geplant habe. Diese Nüsse machen das Gericht besonders interessant und geben ihm eine spezielle Note – und sie schmecken einfach köstlich!

Am nächsten Stand kaufe ich eingelegte Oliven und etwas Schafkäse. Die Oliven sind glänzend schwarz und groß, der Schafkäse verströmt seinen intensiven Duft. In Gedanken sehe ich Griechenlands Weiden vor mir, auf denen die Schafe grasen. Ob diese Schafe wissen, dass sie mit ihrer Milch zu unserem Genuss beitragen? Wahrscheinlich nicht. Trotzdem: Danke, ihr griechischen Schafe! Danke, ihr Olivenbäume in der Toskana, dass ihr uns die Nahrung zur Verfügung stellt, und danke, dass ihr dazu beitragt, in unserem Leben immer wieder genussvolle Momente erleben zu dürfen. Wie wunderbar doch die Natur ist!

„5 Euro 45, Madame“, die tiefe Stimme des Verkäufers reißt mich aus meinen Gedanken. Das Bild der weidenden Schafe und der Olivenbäume verblasst in meiner Vorstellung. Ich bin wieder mitten im Markttreiben, krame meine Geldbörse hervor und reiche dem Verkäufer drei 2-Euro-Münzen. Dankend und mit einem Lächeln nehme ich das Wechselgeld entgegen. Ob der Verkäufer auch die Schafe und die Olivenbäume vor Augen hat? Mit meinen erstandenen Köstlichkeiten begebe ich mich auf den Heimweg. Zu Hause angekommen lade ich den Einkauf ab und mache mich gleich auf zum Supermarkt nebenan.

Auch hier herrscht ein riesiges Angebot, es fasziniert mich immer wieder, wie viele verschiedene Joghurts es gibt. Ich kaufe allerdings dennoch immer Naturjoghurts, die Früchte mische ich mir zu Hause selbst hinein, somit kann ich den Zucker in den Joghurts umgehen, der den Geschmack der Früchte unangenehm verfälscht. Viele Milchprodukte sind unglaublich überzuckert. „Sonst schmecken sie nicht“, sagt die Lebensmittelindustrie, wohlwissend, dass bei vielen

Menschen durch die Zusätze in den Lebensmitteln der Geschmackssinn „abtrainiert" wird. „Die Konsumenten wünschen sich das", fügt sie hinzu. Ich bin da anderer Meinung, denn ich finde es erschreckend, wie sehr bereits kleine Kinder durch die Werbung dazu angehalten werden, überzuckerte Produkte zu essen. Dabei denken die Eltern dann oftmals, dass sie ihren Kindern mit diesem oder jenem Produkt etwas besonders Gutes tun.

Ich verscheuche meine trüben Gedanken und steuere zur Obst- und Gemüseabteilung. Dort suche ich ein paar knackige Äpfel, Karotten und Kartoffeln, Zwiebeln, Broccoli und natürlich Bananen aus. Als ich ein Kind war, waren Bananen in unserer Familie etwas ganz Besonderes, es gab sie nur selten, zu besonderen Anlässen. Bananen waren für mich ein Luxuslebensmittel. Heute habe ich die Möglichkeit, mir Bananen zu leisten. Ich mag deren Süße, wenn sie richtig reif sind. Ich esse sie gerne als Snack gegen den kleinen Hunger oder backe damit Bananenbrot, auch karamellisiert mit Honig und Nüssen geben sie ein feines Dessert. Zugegeben, sie kommen von weit her, werden grün geerntet und reifen auf den großen Dampfern, wenn sie über den Ozean ihre Reise zu uns antreten. Bananen zu kaufen ist also nicht gerade besonders umweltbewusst, ich weiß das, aber ich stehe zu meiner Liebe zu Bananen. Ich kaufe keine Erdbeeren im Winter oder Kiwis aus Neuseeland und gehe sehr bewusst bei der Wahl meiner Lebensmittel vor, aber auf den Genuss von Bananen verzichte ich nur ungern.

Bevor ich mich an der Kassa anstelle, mache ich noch einen Ausflug in die Schokoladenabteilung. Gibt es vielleicht eine neue Sorte Schokolade? Je mehr Kakaoanteil sie hat, desto lieber habe ich sie. Mein Blick gleitet am Regal entlang. Ich fühle mich wieder wie ein kleines Kind und stehe fast mit Herzklopfen vor dem Regal. Ich darf mir etwas aussuchen, eine kleine Süßigkeit. Das Kind in mir möchte alles nehmen und sich zwischen den Köstlichkeiten verlieren. „Vorsicht“, schaltet sich die Stimme der Vernunft ein, „du weißt, dass dir zu viel davon nicht gut tut. Zu viel Zuckerzeug zu schlemmen, ohne dich danach schlecht zu fühlen, geht nur im Märchen.“ Ich verdrehe kurz die Augen und denke mir: „Okay, hab schon verstanden.“ Ich entscheide mich für ein Täfelchen Bitterschokolade, davon werde ich zwei Stück zum Dessert genießen. „Eigentlich ziemlich toll“, denke ich, denn früher hätte ich das nicht geschafft, hätte vielleicht nachgegeben, mein Denken ausgeschaltet und mich im zwanghaften Naschen verloren. Es fühlt sich gut an, diesem Drang nicht mehr nachgeben zu müssen. Essen hat nicht mehr diese ungesunde hypnotische Wirkung auf mich, so wie das früher der Fall war.

Zufrieden mit meinen Einkäufen stelle ich mich an der Kassa an und werfe einen Blick auf den Inhalt des Einkaufswagens vor mir: abgepacktes Fleisch, in Plastik verpackte Semmeln und ein paar Flaschen eingefärbte Limonade. Der gesamte Inhalt sieht traurig aus, auch der dazugehörige Mann, genervt ist er obendrein, ganz so, als wäre das Einkaufen eine Last für ihn.

Ich lege meine Einkäufe auf das Band, beobachte, wie flink und gleichzeitig behutsam die Kassiererin die verschiedenen Sachen über den Scanner zieht. Ich packe meine Einkaufstasche voll und gehe beschwingt nach Hause. Das Einkaufen hat mir wieder Spaß gemacht!

Wie sieht Ihr Einkaufsverhalten aus, ist es eine Last für Sie oder ein Genuss? Sich der eigenen Einkaufsgewohnheiten bewusst zu werden und diese zu erforschen kann sehr aufschlussreich sein, denn es weist direkt darauf hin, wie gut wir für unseren Körper sorgen.

Genussfortsetzung beim Zubereiten

Kochen Sie gerne? Und kochen Sie auch gerne „nur" für sich eine Mahlzeit? Wenn ich mir diese Fragen stelle, dann kann ich beide mit einem „Ja" beantworten. Für mich ist kochen wie Meditation, ich tue es sehr gerne. Schon als Jugendliche habe ich es geliebt, verschiedene Mehlspeisen für meine Familie zuzubereiten. Ich kann mich noch gut daran erinnern, dass ich einmal eine gesamte Igelfamilie gebacken habe. Sie bestand aus Igelmama, Igelpapa und drei kleinen Igelkindern. Der Boden der Igel war aus Mürbteig, ihr Körper aus Puddingcreme geformt und mit Schokolade glasiert, die Stacheln bestanden aus Mandelstiften und die Gesichter hatte ich aus Marzipan gestaltet. Meine Igelfamilie war wunderschön anzuschauen und brachte mir auch großes Lob von meiner gesamten Familie ein. Wir verzehrten das Kunstwerk am Sonntag zum Dessert. Wenn ich daran zurückdenke, steigen viele schöne Glücksgefühle in mir auf.

Meine Mutter hat mir und meinen Schwestern nicht nur das Kochen an sich beigebracht, sondern uns auch die Liebe zum Kochen mitgegeben. Die späten Sonntagvormittage waren immer lustig: Meine Mutter und wir drei Mädels standen in der Küche, gemeinsam wurden die Kartoffeln geschabt, die Schnitzel paniert und gekocht. Am Herd stand ein großer Topf mit Rindsuppe, die mit Karotten, Sellerie und Kräutern aus dem Garten vor sich hinköchelte und einen herrlichen Duft verströmte. Es wurde geplaudert und gelacht. Ich liebte diese Zeit. Da ging es um wesentlich mehr als um das Essen, es ging darum, als Familie gemeinsam für uns zu sorgen: essen für den hungrigen Magen und lachen sowie Geschichten erzählen für die Seele. Mit meinem Vater und meinem Bruder wurde dann das köstliche Sonntagsmahl genossen. Die beiden Männer wurden natürlich aus der Küche verbannt, damals gab es ja noch keine Arbeitsteilung im Haushalt. Mein Vater und mein Bruder durften höchstens den Tisch decken – so war es eben und ich hinterfragte es auch gar nicht, denn damals war das für uns alle in Ordnung.

Ich verrichtete jede Arbeit in der Küche gerne, nur das Waschen des Salates mochte ich nicht so gerne. Da er frisch aus dem Garten geholt wurde, klebte immer die Erde am Strunk und manchmal hatten sich auch Schnecken zwischen den grünen Blättern verkrochen. Wenn ich nicht sorgfältig genug arbeitete, kam es vor, dass es eines dieser kleinen Biester bis in die Salatschüssel am Mittagstisch schaffte. Das war aber auch nicht schlimm, mit den Worten „Ist ja nur eine Schnecke“ entfernte meine Mutter die Übeltäterin und es wurde weitergegessen.

Viele Menschen haben jedoch keinen Zugang zum Essen und zum Zubereiten der Mahlzeiten. Es ist in unserer schnelllebigen Zeit oft sehr schwierig, neben all den Anforderungen des Alltags auch noch Zeit zum Kochen zu finden. Zu groß ist die Verlockung, es dann ganz wegfallen zu lassen. Hier muss jeder für sich selbst prüfen und herausfinden, wo sich doch noch etwas Zeit „abknapsen“ lässt. Vielleicht könnten Sie am Sonntagabend etwas Leckeres vorkochen und eine Portion davon am nächsten Tag ins Büro mitnehmen. Den Rest könnten Sie einfrieren, womit Sie immer etwas bei der Hand haben, wenn es schnell gehen muss. Wenn Sie mit kleinen Veränderungen beginnen, überfordern Sie sich auch nicht. Die Zubereitung eines Butterbrotes – selbst geschmiert und liebevoll mit Schnittlauch garniert – erfordert genau so viel Zeit wie der Einkauf eines verpackten Sandwiches.

Aber es gab auch Zeiten in meinem Leben, in denen ich nicht für mich kochte. In den Jahren des zwanghaften Essens und Diät-Haltens wollte ich keine Zeit in der Küche verschwenden. Ich hatte es mir ja sowieso verboten, viel zu essen. Ein Salat aus dem Supermarkt war schnell besorgt und wenn ich dann frustriert war – oder vom Salat nicht satt wurde – musste eine große Tafel Schokolade her. Oder ein Kaffe mit ein paar Zigaretten, auch das dämpfte meinen Hunger. Zigaretten waren überhaupt super, sie konnten eine ganze Mahlzeit ersetzen. Manchmal bestand mein Frühstück aus einer Dose Diät-Cola und einer Malboro. Gut, dass diese schwierige Zeit für mich vorbei ist. Meine letzte Zigarette habe ich bei der Taufe meiner Nichte geraucht. Heute ist sie ein Teenager – und ich koche wieder selbst für mich.

Kochen ist ein Fest der Sinne. Wenn Sie sich auf den Prozess der Nahrungszubereitung einlassen, entfaltet sich vor Ihnen eine wunderbare Welt. Haben Sie schon einmal eine Karotte genau betrachtet? Wie wunderschön sie ist, mit ihrer feinen Maserung! Lauschen Sie einmal beim Schneiden auf das knackende Geräusch, wenn die Karottenzellen voneinander getrennt werden. Riechen Sie bewusst an den Gewürzen, bevor Sie diese verwenden. Tauchen Sie ein in den intensiven Duft von frischem Rosmarin. Fühlen Sie die glatte und harte Oberfläche der Pasta, bevor Sie diese ins sprudelnde Salzwasser werfen. Betrachten Sie die verschiedenen Farben der Nahrungsmittel: das helle Grün des Kopfsalates, das satte Violett von Heidelbeeren oder das Goldgelb der Eidotter, wenn Sie einen Kuchen rühren.

Achten Sie auch auf Ihre Gedanken und Gefühle beim Kochen. So abgehoben es auch für einige klingen mag, ich bin mir sicher, dass das Grübeln gemeinsam mit schlechten Gefühlen bei der Zubereitung auf das Essen übergeht. Wenn Sie hingegen mit Freude kochen, dann kann Ihre Liebe in die Speise hineinfließen. Hören Sie dabei gute Musik und stimmen Sie sich darauf ein, was Sie zubereiten. Betrachten Sie die Farben der Zutaten, riechen Sie und kosten Sie zwischendurch. Machen Sie diese Zeit in der Küche zu einer richtigen Feier. Wenn Sie Ihre schönen Gefühle mit dem Essen verschmelzen lassen, wird es Sie nähren. Nicht nur auf der körperlichen Ebene, sondern noch viel tiefer, dann werden Ihre Körperzellen zu tanzen beginnen. Genau deshalb schmeckt der Kuchen von Oma auch immer so gut, weil sie ihn mit so viel Liebe gebacken hat. Für sich selbst zu kochen ist also definitiv einen Versuch wert, es macht Spaß und ist sinnvoll!

Bewirten Sie sich wie eine Königin

Wann haben Sie zum letzten Mal Ihr schönes Geschirr verwendet? Zu Weihnachten oder zum Geburtstagskaffee Ihrer besten Freundin? Steht Ihr schönes Porzellan ganz hinten im Schrank und verstaubt dort, weil Sie Angst haben, es könnte zu Bruch gehen, wenn Sie es verwenden? Das wäre ja schade, denn genau diese Serie wird nicht mehr produziert. Also lassen Sie es lieber im Schrank stehen und verwenden das ach so praktische und schon mit dem einen oder anderen Sprung versehene Alltagsgeschirr. Vielleicht ist es mit anderen Dingen genauso: Das schöne Silberbesteck wird nur zu Familienfesten hervorgeholt, ebenso die schönen handbestickten Servietten von Tante Rosi. Tischtuch gibt es auch keines, es könnte ja Flecken bekommen, die nie wieder rausgehen, und das würde dann hässlich aussehen.

Sie nehmen also vorlieb mit dem praktischen Geschirr, der farblosen Papierserviette und dem angekratzten Besteck. Sie schieben die Zeitschriften und was sich sonst noch so alles im Laufe der Woche an Ihrem Tisch angesammelt hat, zur Seite, setzten sich hin, essen, stehen wieder auf und das war es dann. Oder Sie machen es wie mein Klient Ralf: Er ist selbstständig und arbeitet von zu Hause aus. Er erzählte mir, dass er seine Mahlzeiten vor dem Computer eingenommen hat. Arbeiten und essen, wie praktisch das war und so effektiv, denn er arbeitete viel und ist sehr ehrgeizig. Schließlich möchte er es ja zu etwas bringen und sich als Webdesigner einen Namen machen. So belud er das Frühstückstablett mit Brot, Butter, Marmelade, Schinken, Leberwurst, Kaffee und Orangensaft. Und während er konzentriert arbeitete, langte er immer wieder zu. Mittags holte er sich dann weitere Brote, die er mit Wurst und Käse belegte. Am Abend gab es meist ein Fertiggericht aus der Mikrowelle, während er weiter fleißig an seinen Aufträgen arbeitete. Auch Knabbergebäck stand immer bereit. Dass er dabei gar nicht mitbekam, was er alles in sich hineingeschaufelt hatte, war ihm gar nicht bewusst. Hauptsache, es ging schnell und der Hunger wurde gestillt. Auch wenn er nicht hungrig war, hat er weitergegessen, damit die Unzufriedenheit und der Frust überdeckt wurden, weil zwar die Arbeit getan war, aber alles andere im Leben viel zu kurz kam. Außerdem fühlte er sich gar nicht wohl in seinem Körper und hatte in den vergangenen drei Jahren einiges an Übergewicht angesammelt. Als ich ihm vorschlug, vorerst einmal das Frühstück auf einem eigenen Platz einzunehmen, ohne Ablenkung von Computer, Zeitung oder Fernsehen, war er entsetzt. „Das geht nicht", sagte er mit Nachdruck. „Was soll ich dabei machen? Einfach nur essen, da wird mir ja total langweilig dabei?!" Nach einigem Hin und Her hat er mir schließlich versprochen, es wenigstens einmal zu versuchen.

Stellen Sie sich einmal vor, Sie laden eine liebe Freundin zum Essen ein. Sie haben einander schon lange nicht mehr gesehen und freuen sich sehr auf dieses Treffen. Ganz liebevoll decken Sie den Tisch: Zuerst legen Sie das schöne terracottafarbene Tischtuch auf, dann noch die dazu passenden Tischsets. Sie holen Ihr schönstes Porzellan hervor und das neue Besteck, das Sie schon vor einiger Zeit gekauft, aber noch nie verwendet haben. Dann drapieren Sie noch edle Stoffservietten und eine honigfarbene Kerze in die Mitte des Tisches. Sie haben auch weiße Lilien besorgt, die Lieblingsblumen Ihrer Freundin, die Sie dekorativ in einer Kristallvase anordnen. Der Tisch ist nun wunderschön gedeckt und Sie betrachten ihn mit Stolz. Schon klingelt Ihre Freundin und Sie fallen einander lachend in die Arme, das gemeinsame Essen wird genussvoll zelebriert.

Stellen Sie sich nun vor, dass Sie diese Freundin sind. Was spricht dagegen, sich selbst so zu bewirten? Warum decken Sie den Tisch liebevoll für einen Besuch, nicht jedoch für sich selbst? Würden Sie einem Menschen, den Sie lieben, raten, das Essen zwischen Küchenzeile und Esstisch schnell hinunterzuschlingen, oder würden Sie diesen Menschen sanft an der Hand nehmen und ihn an einen gedeckten Tisch setzen, wo er in Ruhe seine Mahlzeit einnehmen kann? Ich glaube, es ist eher die zweite Option, für die Sie sich entscheiden würden.

Es erforderte einiges Umdenken, als ich damit begonnen habe, mich mit wirklicher Wertschätzung zu bewirten. Es war wirklich nicht leicht, meine alten Gewohnheiten abzulegen, aber nach und nach entwickelte ich einen neuen Zugang zu meinem Essverhalten. Ich stellte mir sehr oft die Frage: „Wie kann ich diese Mahlzeit zu einem schönen und genussvollen Ereignis machen?“ Wenn ich im Büro war, nahm ich mir selbstgekochtes Essen mit. Ich aß es in der Ruhe des Pausenraumes, anstatt das Essen in der überfüllten Kantine oder wie einige Kolleginnen am Arbeitsplatz einzunehmen. Natürlich erntete ich am Anfang manchmal befremdete Blicke, doch das war ein Hinweis für mich, mir die Frage zu stellen, ob ich zu mir stehe und tue, was mir gut tut, oder ob ich das mache, was alle anderen tun, mich dabei aber unwohl fühle. Innerhalb kürzester Zeit gesellte sich eine Kollegin zu mir, die auch auf das Kantinenessen verzichtete, und wir verbrachten die Mittagspause gemeinsam. Am Abend nahm ich nicht mehr das Essen vor dem Fernseher auf der Couch ein, sondern deckte liebevoll den Tisch, hörte dabei gute Musik und genoss meine Mahlzeit.

Vielleicht haben Sie auch keine andere Möglichkeit, als mittags in die Kantine zu gehen. Aber selbst hier können Sie meist sehr bewusst Ihre Speisen auswählen und das Essen liebevoll auf Ihrem Teller drapieren. Machen Sie sich dabei nicht zu viele Gedanken, was Ihre Kolleginnen von Ihnen halten. Wenn Sie einmal pro Woche ein selbst zubereitetes Sandwich in aller Ruhe im Park nebenan genießen möchten, dann tun Sie es auch. Sie sind niemandem Rechenschaft schuldig, denn auf Ihren Körper zu achten und sich um ihn zu kümmern ist alleine Ihre Aufgabe, denn auch für Ihren Genuss und Ihre Gesundheit sind Sie selbst zuständig.

Nehmen Sie sich Zeit

Heute Morgen hatte ich einen frühen Termin. Ich war schon ein bisschen spät dran, das machte mich etwas nervös. Ich bin gerne pünktlich und ich brauche auch morgens ein paar Momente, um mich in aller Ruhe auf den Tag vorzubereiten. „Gut, Martina“, sagte ich zu mir, als ich aus der Dusche stieg, „du hast noch 40 Minuten Zeit, bevor du das Haus verlassen musst. Was ist wichtig, was ist nicht so wichtig?“, überlegte ich. „Im Badezimmer brauche ich noch zirka 15 Minuten, dann bleiben mir noch 25 Minuten für das Frühstück und einen Genusskaffee. Alles andere kann warten.“ Schon war meine leichte Nervosität verschwunden. Ich aß genüsslich mein Porridge und trank die Hälfte des Kaffees, während ich tief durchatmete und mich gedanklich auf den Termin vorbereitete. Ich verließ rechtzeitig das Haus, kam pünktlich zum Termin und trank nach dem

Heimkommen noch den restlichen Kaffee. Der Tag war ein guter Tag.

Wie viel Zeit nehmen Sie sich zum Essen? Bleiben Sie so lange im Bett, dass Sie dann für Ihr Frühstück kaum Zeit haben und im Stehen einfach ein paar Bissen von einem Brötchen und einige Schlucke Kaffee hastig hinunterstürzen? Oder sind Sie manchmal gar so in Eile, dass das Frühstück ganz ausfällt? Kaufen Sie dann unterwegs schnell ein Croissant, das Sie in der überfüllten U-Bahn essen müssen? Wie sieht es mit Ihren anderen Mahlzeiten aus? Ist oft keine Zeit für die Mittagskantine, dafür verschwindet eine Pizzaschnitte am Schreibtisch während des Arbeitens fast unbemerkt in Ihrem Mund? Der Bericht muss ja noch fertig werden, der Chef wartet schon darauf. Wenn Sie dann am Abend heimkommen, sind Sie ausgehungert und nehmen sich keine Zeit zum Kochen, denn das dauert viel zu lange. Schnell wird ein Mikrowellengericht aufgewärmt, aber der Hunger ist so groß, dass Sie davon nicht satt werden. Also muss noch etwas Süßes her und Sie finden im Schrank sogar eine Packung Kekse, die Sie dann während des Abendfilmes verputzen. Nachdem Sie ein paar Pralinen genossen und mit einem Glas Wein hinuntergespült haben, stellen Sie fest, dass Sie das brauchen, um von dem ganzen Stress herunterkommen und kurz Ihren Alltag vergessen zu können. Schließlich gehen Sie, sich nicht ganz wohl fühlend von dem vielen Essen, erschöpft ins Bett. Sie haben keine Energie mehr für irgendetwas anderes und keine Zeit, um sich um Ihre wahren Bedürfnisse zu kümmern. Zum Beispiel einen kleinen Spaziergang zu machen, um dem Körper nach dem langen Sitzen im Büro Bewegung zu verschaffen oder um in aller Ruhe ein paar Zeilen zu lesen, Zeit zum Reflektieren über die Vorkommnisse des Tages zu haben – vielleicht hatten Sie ein Erlebnis mit einer Kollegin, das Sie gekränkt hat, oder Sie haben Ihren Kollegen angeschnauzt und möchten darüber in Ruhe nachdenken.

Es kann sein, dass ich hier mit diesem Szenario etwas übertrieben habe. Aber es kann sein, dass Ihnen diese Situation bekannt vorkommt: Stress, Hektik, keine Zeit haben, schon gar nicht zum Essen.

Unsere moderne Zeit ist sehr schnelllebig. Die Herausforderungen im Alltag mit der Familie, dem Job und so vielen anderen Dingen sind nicht zu leugnen. Trotzdem hat jeder von uns 24 Stunden am Tag zur Verfügung. Haben Sie sich schon einmal die Mühe gemacht und sich angeschaut, womit Sie Ihre Zeit verbringen? Wenn nicht, dann machen Sie es doch einfach gleich! Nehmen Sie ein Blatt Papier und notieren Sie, womit Ihr Tag ausgefüllt ist. Das bringt Klarheit und dann sehen Sie vielleicht, dass Sie relativ viel Zeit vor dem Fernseher oder dem Computer verbringen. Könnten Sie hier nicht etwas „abzwacken", um stattdessen das Abendessen entspannt und in aller Ruhe zu genießen? Wenn der Hunger gestillt ist und Sie sich schön satt fühlen, können Sie sich dann ja anderen Dingen zuwenden. Oder Sie stehen morgens eine halbe Stunde früher auf, um sich ausreichend Zeit zu nehmen für das Frühstück. Sie werden sehen, es ist ein großer Unterschied, ob Sie morgens schon gestresst das Haus verlassen oder in Ruhe den Tag begonnen haben und satt und gerüstet sind für die kommenden Ereignisse.

Wer sich keine Zeit für seine Mahlzeiten nimmt, wird früher oder später von seinem Körper (mehr oder weniger sanft) darauf hingewiesen werden, dass er sich diese Art von Zusammenarbeit nicht mehr wünscht. Der Körper meldet das meist mit Unwohlsein, Müdigkeit, Magenschmerzen oder mit Sodbrennen und einem Völlegefühl. Unser Körper ist weise und klug. Er lässt sich viel gefallen, er hält viel aus, aber wenn sein Gleichgewicht langfristig gestört wird, macht er uns darauf aufmerksam. „Hey", sagt er, „ich brauche Zeit zum Zerkleinern der Nahrung, zum Verdauen und für all die anderen Millionen Dinge, die ich tue, von denen du gar nichts weißt, weil sie so komplex sind. Ich mache es gerne und ich möchte, dass es dir gut geht, aber schön langsam geht mir die Luft aus. Wenn du dir nicht mehr Zeit nimmst, dich hinsetzt, entspannst und in Ruhe isst, dann kann ich dir nicht garantieren, dass ich nicht frühzeitig in Pension gehe. Dir ist wohl klar, dass damit auch du außer Gefecht gesetzt wirst?!"

Die Kunst der Achtsamkeit

Essen ist eine schöne Sache, aber Essen ist eben auch nur Essen. Wir können nicht, um den Genuss des Essens zu verlängern, unendlich viel mehr essen. Wir können noch so viele Leckereien zu uns nehmen und schlemmen und uns den Bauch voll schlagen, irgendwann ist einfach das schöne Gefühl zu Ende und der Magen beginnt sich unangenehm auszudehnen. Ein Gefühl der Völle stellt sich ein. Essen ist dazu da, um unseren Hunger zu stillen, um unserem Körper Energie zuzuführen und dadurch für Gesundheit und Wohlbefinden zu sorgen. Durch das Essen werden wir gesättigt und erfahren Genuss.

Wir können durch die Menge des Essens eine Mahlzeit nicht zu einer noch schöneren Sache machen. Was wir aber tun können, ist, dem Vorgang des Essens und damit der Mahlzeit an sich mehr Qualität zu geben. Das geschieht dann, wenn wir in die Tiefe gehen und alle Aufmerksamkeit auf den Moment richten. Dadurch wird sogar die einfachste und banalste Speise, wie etwa ein Butterbrot, zu einem wunderbaren Erlebnis.

Genussvolles Essen beginnt bereits mit dem Zustand, in dem man bei Tisch sitzt. Wenn man gestresst oder unruhig ist, kann es sinnvoll sein, vorerst einmal ein paar tiefe Atemzüge zu machen. Sie merken dabei gleich, wie sehr Sie sich entspannen. Man kann spüren, wie der Körper bereit wird, in aller Ruhe bei Tisch zu sitzen, und so wird es relativ einfach, die eigene Aufmerksamkeit in den Moment und in die Gegenwart zu bringen.

Essen kann ein gestresstes und unbewusstes Einverleiben dessen sein, was gerade auf dem Teller liegt. Essen kann aber auch gelebte Meditation sein. Der Unterschied ist ein großer und liegt, wie bereits angedeutet, in der Achtsamkeit. Nachdem Sie tief durchgeatmet haben, betrachten Sie einmal das Essen, das auf Ihrem Teller liegt. Nehmen wir an, es ist das oben erwähnte Butterbrot. Halten Sie, bevor Sie mit dem Essen beginnen, einen Moment inne, vielleicht möchten Sie kurz „Danke" sagen. Ein Danke dafür, dass Sie hier und jetzt die Möglichkeit haben, diese köstliche Speise genießen zu dürfen. Ein Danke dafür, dass Sie in der Lage sind, sich dieses Essen leisten zu können, einen Körper zu haben, der diese Mahlzeit wunderbar vertragen und in Energie umwandeln wird, um Ihnen Kraft für den restlichen Tag zu geben. Wenn Sie so einen kurzen Moment innehalten, wird sich Ihr Bewusstsein um einiges schärfen. Durch diese einfache Übung, dadurch, dass Sie Ihre Aufmerksamkeit auf den Moment richten und in ihn eintauchen, wird er sich auf wundersame Weise entfalten. Vielleicht nehmen Sie erst jetzt den leichten Duft des Kümmels wahr, der vom Brot ausströmt. Lassen Sie nun Ihren Blick über das Butterbrot wandern: Betrachten Sie die dunkle, glatt glänzende Rinde, die Poren des Brotes, wo keine Butter hingelangt ist. Sehen Sie sich satt an der zartgelben Farbe der Butter.

Spüren Sie Ihren Atem und Ihren Körper, während Sie nun mit Ihrer Hand das Brot nehmen und zum Mund führen. Nehmen Sie einen Bissen. Spüren Sie Ihre Geschmacksknospen im Mund explodieren, während die Butter durch die Wärme der Mundhöhle ganz leicht schmilzt und sich mit dem kräftigen Aroma des Brotes vermischt. Versuchen Sie sich ganz auf den Akt des Kauens zu konzentrieren. Wenn Gedanken kommen, lassen Sie sich davon nicht ablenken. Halten Sie nicht an Ihren Gedanken fest, lassen Sie diese vorüberziehen. Es geht nun um das Essen, alles andere kann warten. Ihr Verstand wird sich wahrscheinlich dagegen wehren. Er möchte denken, Pläne schmieden, die Zeit einteilen, die noch für den Abwasch bleibt, und Ähnliches. Er möchte nach vorne galoppieren und Ihren Tag strukturieren. Geben Sie ihm eine Pause während des Essens und bringen Sie Ihre Aufmerksamkeit wieder liebevoll in die Gegenwart. Sie sitzen bei Tisch, Sie atmen, Sie essen, Sie genießen.

Merken Sie, wie ruhig Sie dabei geworden sind? Nach dem ersten Kampf mit dem Verstand, der immer beschäftigt sein will, wird sich eine angenehme Leere in Ihrem Kopf ausbreiten. Sie werden merken, dass sich nach ein paar Bissen das Geschmacksempfinden verändert, es wird weniger intensiv. Vielleicht merken Sie auch, wie sich Ihr Magen ganz sanft ausdehnt und wie sich langsam ein Gefühl der Sattheit einstellt. Zuerst wird es nur ganz vage sein, aber dann immer besser spürbar werden. Halten Sie inne. Legen Sie das Brot auf den Teller zurück und atmen Sie wieder bewusst tief ein und aus. Überprüfen Sie, ob Sie nach wie vor mit Ihrem Körper verbunden sind, und essen Sie dann mit aller Achtsamkeit weiter. Kauen, schlucken, spüren, genießen. Die Sattheit stellt sich immer deutlicher ein. Spüren Sie, wie sie sich in Ihrem Körper ausdehnt und sie ihn zufrieden und rund werden lässt? Das ist nun ein guter Zeitpunkt, um die Mahlzeit zu beenden. Packen Sie den Rest des Butterbrotes weg. Sie können es später aufessen, wenn Sie wieder hungrig sind. Oder Sie schneiden es zu kleinen Würfeln, lassen es im Rohr knusprig werden und schon haben Sie eine Suppeneinlage für den nächsten Tag.

Viele Menschen sind gar nicht wirklich in ihrem Körper, wenn sie essen. Ihre Aufmerksamkeit liegt im Kopf, dort rattern die Gedanken, während sie unkonzentriert und achtlos das Essen zu sich nehmen. Wie soll sich da der Körper bemerkbar machen, durch Wohlgefühl oder das Gefühl der Sattheit, wenn niemand zu Hause ist und keiner seine Signale bemerken kann? Dadurch bringen sich diese Menschen täglich um viele schöne Erfahrungen. Wenn Sie damit beginnen, sich in Achtsamkeit zu üben, werden Sie bald erkennen, welche Schönheit in der Einfachheit des Moments liegt. Wer mit seinem ganzen Sein eintaucht in die Erfahrung und den Genuss des Essens, wird niemals zu viel essen oder etwas essen, das ihm nicht gut tut. Alles, was Sie auf diese Weise zu sich nehmen, wird transformiert. Nicht nur in Energie, sondern auf einer anderen Ebene auch in ein absolutes Wohlgefühl. Durch diese Art des Essens wird jede Mahlzeit zu einer tiefen Erfahrung, die einen den Zauber des Augenblicks erkennen lässt.

Genießen Sie mit allen Sinnen

Wir haben fünf verschiedene Sinne, um zu sehen, zu hören, zu riechen, zu schmecken und zu tasten. Wenn es ums Essen geht, werden jedoch meistens nur der Geruchs- und der Geschmackssinn mit einbezogen. Die anderen Sinne werden meist nicht beachtet und bleiben auf der Strecke.

Ich habe mich bereits im vorigen Kapitel mit Ihnen auf die Reise der Sinne gemacht. Spielen wir nun noch ein bisschen weiter mit unserer Imagination. Bleiben wir dafür beim guten Butterbrot aus dem letzten Kapitel. Stellen Sie sich vor, wie Sie von einem Laib frisch gebackenem Roggenbrot aus der Bäckerei eine dicke Schnitte herunterschneiden. Das sinnliche Erlebnis kann beginnen! Hören Sie dem Krachen der Kruste zu, währen Sie das Brotmesser hin- und herbewegen. Riechen Sie, wie sich der Duft des Brotes im Raum ausbreitet, vielleicht können Sie verschiedene Gewürze ausmachen, Kümmel oder Koriander? Angeregt durch den intensiven Duft beginnt Ihnen vielleicht schon das Wasser im Mund zusammenzulaufen. Stellen Sie sich jetzt vor, wie Sie das Brot mit Butter bestreichen. Die Butter hat gerade die richtige Temperatur und lässt sich wunderbar auf dem Brot verteilen. Ganz samtig, glänzend und weich präsentiert sie sich auf dem Brot. Sie haben frischen Schnittlauch bei der Hand und schneiden ihn in kleine Röllchen. Beim Zerkleinern tritt der Pflanzensaft aus dem Schnittlauch und ein leichter zwiebeliger Geruch macht sich bemerkbar. Sie streuen den Schnittlauch auf das Butterbrot und bewundern das Muster, das sich dabei bildet. Lauter kleine grüne Sprenkel auf gelbem Untergrund. Sie nehmen eine Tomate und fühlen ihre glatte und kühle Haut, bevor Sie eine Scheibe davon abschneiden. Das saftige Stück legen Sie als Dekoration auf Ihr Butterbrot. Nun nehmen Sie einen weißen Porzellanteller, tragen Ihr Brot zum Esstisch und setzen sich gemütlich hin. Ein tiefer Atemzug, eine nochmalige Betrachtung dieses einfachen und doch so köstlichen Essens und genussvoll beißen Sie ein großes Stück davon ab und kauen voller Hingabe, während sich alle Geschmacksrichtungen des Butterbrotes in Ihrem Mund zu einer harmonischen Komposition vereinen.

Wenn alle Sinne mit einbezogen werden, wird Essen zu einem richtigen Erlebnis. Es ist natürlich Übungssache, so mit den Mahlzeiten umzugehen. Alte Muster – jahrelang praktiziert –, wie zum Beispiel nicht bewusstes und schnelles Essen, lassen sich oft nur schwer verändern. Auch mir machte die Sache mit dem bewussten Essen so einige Mühe. Meine schlechte Angewohnheit war es, beim Essen fernzusehen, vor allem wenn ich alleine war, wollte ich daneben unterhalten werden. Dadurch aktivierte ich eigentlich nur einen Sinn, den Sehsinn. Ich ließ mich ganz auf das Geschehen in der schwarzen flimmernden Kiste ein. Meine Aufmerksamkeit war dort und nicht bei meinem Essen. Ich aß so vor mich hin, ohne richtig zu schmecken, zu riechen und zu genießen. Kein Wunder, dass ich dabei meistens zu viel aß. Ich konnte nicht rechtzeitig aufhören. Wie sollte ich auch? Ich spürte mich dabei ja auch nicht wirklich, mit meinen Gedanken war ich in einer künstlichen Welt, die direkt in mein Wohnzimmer geliefert wurde und die mich meinen eigenen Körper vergessen ließ.

Wie oft haben Sie schon (unbewusst) während eines spannenden Filmes eine ganze Tafel Schokolade oder eine Packung Chips verdrückt? Sie waren vermutlich so sehr in der Handlung gefangen, dass Sie nicht einmal bemerkt haben, dass Sie gegessen haben. Oder Sie haben es zur Gewohnheit werden lassen und für Sie gehören Essen und Fernsehen mittlerweile zusammen. In so einem Fall koppelt das Gehirn diese beiden Dinge, was dazu führt, dass man zum Filmsehen automatisch immer etwas zum Knabbern bereitstellt. Plötzlich ist die Packung Kekse leer und der Becher Eiscreme aufgegessen. Aber wo war dabei der Genuss? Hatten Sie beim Essen all Ihre Sinne eingesetzt? Eher nicht, denn Fernsehen versetzt uns in einen hypnotischen Zustand. Wenn wir uns beim Essen durch Fernsehen, Radio oder das Lesen der Zeitung ablenken lassen, geht jegliche Bewusstheit verloren.

Ja, es war schwierig, mir anzugewöhnen ohne Ablenkung zu essen. Dafür habe ich jetzt den vollen Genuss, denn ich setze alle meine Sinne beim Essen ein. Natürlich ertappe ich mich auch immer wieder dabei, wie ich manchmal in das alte Muster zurückkehren will. Aber sobald es mir bewusst wird, durchbreche ich die automatische Handlung und kann gegensteuern. Denn ich weiß, dass ich mich danach nicht gut fühlen würde. Deshalb ist Essen und gleichzeitiges Fernsehen für mich heute keine Option mehr. Meine Motivation, um bewusst zu essen und genießen zu können, ist mein eigenes Wohlbefinden. Ich praktiziere Langsamkeit und bleibe im Moment. Wenn ich das tue, werde ich belohnt, denn dann fühle ich mich satt, frei und leicht.

Auch ein gemeinsames Essen mit Familie oder Freunden muss nicht bedeuten sich in der Unbewusstheit zu verlieren. Kehren Sie immer wieder zurück zu sich selbst und zu dem Gericht, das auf Ihrem Teller liegt. Machen Sie zwischendurch eine Pause und widmen Sie sich dem interessanten Gespräch in der Runde. Oder sprechen Sie gemeinsam über das Essen, das Geschmackserlebnis und wie Sie das Rezept mit einer Geheimzutat verfeinert haben. Wenn Sie Ihre Sinne beim Essen schärfen, werden Sie auch lernen, den Alltag viel bewusster mit all Ihren Sinnen zu erleben.

Natürlich können Sie nun entgegnen: „Das ist ja alles schön und gut und prinzipiell verstehe ich auch, was mit Genuss gemeint ist und warum man selbst kochen sollte. Aber dafür habe ich keine Zeit, ich habe auch kein Geld für all diese Sachen, die ich dann einkaufen muss." Darauf würde ich entgegnen: „Nun, Sie müssen es nicht tun. Es ist nur ein Vorschlag von mir und Sie können das eine oder andere ausprobieren. Vielleicht macht es Ihnen dann so großen Spaß, dass Sie die ganze Angelegenheit noch einmal überdenken."

Ich habe in meinem Leben die Erfahrung gemacht, dass wir, wenn wir nichts verändern wollen, sofort viele sehr vernünftig klingende Ausreden parat haben: Ich habe keine Zeit zum Kochen, weil ich so viel arbeite. Ich kann kein frisches Gemüse einkaufen, weil ich mir das nicht leisten kann. Ich kann keinen Sport machen, weil mein Freund nicht mitmachen will. Ich kann nicht abnehmen, weil ich so einen trägen Stoffwechsel habe. Ich bin dick, weil meine ganze Familie dick ist, das liegt in den Genen. Besonders geschickt sind wir dann auch beim Erbringen von Beweisen und Darlegen von vernünftigen Erklärungen. Aber Fakt ist: Veränderungen sind anfangs oft unbequem und anstrengend und wir fühlen uns unwohl dabei. Wir werden mit der Wahrheit konfrontiert, müssen nachdenken, überdenken und umdenken. Zudem müssen wir aber auch ein paar geliebte Gewohnheiten aufgeben und andere Dinge tun. Veränderungen haben ihren Preis. Wenn wir etwas Neues wollen, müssen wir etwas Altes aufgeben, und das ist nicht immer leicht. Der Gewinn ist letztendlich aber groß: ein reiches, buntes, gesundes und genussvolles Leben.

Schlechtes Gewissen macht dick

Sabine geht bei einer Bäckerei vorbei, der Duft von frisch gebackenen Croissants steigt in ihre Nase. Wie gerne hätte sie jetzt eines von diesen köstlichen Dingern. „Eigentlich sollte ich das nicht essen", sagt sie sich. „Ich habe vor einer Stunde gefrühstückt, ich will mir nicht den Tag verderben." Aber sie kann nicht widerstehen und schon steht Sabine in der Bäckerei und kauft zwei von diesen herrlichen Gebäckstücken. „Ich darf aber jetzt nicht alle zwei auf einmal essen", nimmt sie sich vor. „Ein Croissant jetzt und das andere hebe ich mir für morgen auf." Darauf bedacht, dass keiner der Menschen um Sabine herum sie für einen Vielfraß hält, steckt sie hastig ein riesiges Stück des Croissants in den Mund und lässt den Rest in der Tasche verschwinden. Niemand soll sehen, dass sie dieses ungesunde Backwerk zu sich nimmt. Sabine kaut hastig und schluckt den Bissen hinunter, um schnell und versteckt noch einen weiteren großen Bissen zu sich zu nehmen. Im Nu ist alles aufgegessen. Es liegt ihr schwer im Magen und sie fühlt sich gar nicht wohl. „Siehst du", schimpft Sabine mit sich selbst. „Du hättest das nicht essen sollen, kein Wunder, dass du so dick bist." Sabine ist frustriert. „Klar, dass ich nicht abnehme, ich bin schon wieder schwach geworden, ich werde immer dick bleiben." Vor lauter Frust verputzt Sabine dann doch auch noch das zweite Croissant. „Ist eh schon egal", sagt sie zu sich, während sie das letzte Stück in den Mund schiebt. „Der Tag ist für mich gelaufen." Deshalb gönnt sie sich am Abend eine ganze Pizza und dann noch eine Portion Eiscreme. Am nächsten Tag stellt Sabine sich mit schlechtem Gewissen auf die Waage, sie hat ein ganzes Kilo mehr.

Was ist in diesem Szenario genau passiert? Würde eine Kamera diese Szene einfangen, hätten wir folgende Fakten: Sabine geht in eine Bäckerei und kauft zwei Croissants. Sabine isst diese zwei Croissants. Was danach passiert, ist Sabines eigene Geschichte, die sie konstruiert. Die negativen Gedanken, die ihr dabei durch den Kopf gehen, die Vorwürfe, die sie sich macht, die Gefühle, die sie dabei hat. Die Frustration, weil sie nicht „stark genug" war, die dahintersteckende Traurigkeit, weil sie sich dick fühlt, und die Wut, die sie über sich selbst empfindet. Dazu gesellen sich Hoffnungslosigkeit, für immer dick zu bleiben, und ein alles abrundendes Gefühl der Minderwertigkeit.

Das alles wegen zwei Croissants! Welche Macht hat Sabine diesen Süßigkeiten gegeben? Sie hat sich den ganzen Tag davon verderben lassen, aber nicht etwa dadurch, dass sie die beiden Stücke gegessen hat. Dem unbändigen Gusto auf etwas Süßes konnte sie einfach nicht widerstehen und so aß sie mit dem Gedanken, dass sie eigentlich nichts Süßes essen sollte, das erste Stück.

Das schlechte Gewissen zog sie daraufhin in eine Spirale negativer Gedanken, die schlussendlich dazu führten, dass sie das zweite Stück ebenfalls aß. Sie konstruierte sich eine ganze Geschichte rund um ihr Verhalten und erschuf ein komplexes Gedankengebäude in ihrem Kopf, das unentwegt Informationen in ihre Körperzellen sandte. Diese Information beinhaltet Feststellungen wie: zu viele Kalorien, ich darf nicht, ich nehme zu, ich bin dick, deshalb darf ich nicht genießen, dick sein ist schlecht – also bin ich schlecht. Was macht ihr Körper mit dieser Information? Er produziert schlechte Gefühle und diese lassen wiederum emotionalen Hunger entstehen. Sabine glaubte dadurch, wirklich Hunger zu haben, und aß weiter. Der Körper tut, was ihm quasi aufgetragen wird: Er nimmt zu.

Gibt man einem natürlich schlanken Menschen, der noch nie ein Essproblem hatte, zwei Croissants, würde er wohl ganz anders darauf reagieren. Je nachdem, ob er Lust darauf hat oder nicht, würde er ein Stück vom Croissant genießen – sofort oder später und dann einfach sein Leben weiterleben. Ohne Vorwürfe sich selbst gegenüber, ohne exzessive Gedanken und Selbstgeißelung.

Gibt Ihnen diese Geschichte von Sabine zu denken? Haben Sie sich selbst einen Moment lang darin wiedererkannt? Wie möchten Sie Ihr Leben gestalten? Möchten Sie Ihren Tag danach bewerten, ob Sie Ihrer Ansicht nach beim Essen alles richtig gemacht haben? Danach, ob Sie die Kalorienanzahl überschritten haben oder nicht? Oder wollen Sie lieber wieder einen natürlicheren Zugang zum Essen haben? Sich nichts mehr verwehren müssen, sich nicht mehr mit schlechtem Gewissen durch den Tag quälen?

Sich immer wieder den Genuss vorzuenthalten führt letztendlich nur dazu, dass irgendwann die Willenskraft nachlässt oder überhaupt ganz aussetzt. Sich zu kasteien und sich alles zu verwehren führt zu Griesgrämigkeit und bringt uns weg von unserem natürlichen Zugang zum Essen und unserer Genussfähigkeit. Sich dauernd ein schlechtes Gewissen zu machen, wenn man isst, signalisiert dem Körper: „Achtung, da kommt etwas Verbotenes! Das ist nicht gut für dich und zur Strafe kannst du es sofort auf deinen Hüften speichern." Denn unsere Gefühle beeinflussen direkt das Stresssystem im Gehirn, es entscheidet, welche Botenstoffe gebildet werden und wohin die gewonnene Energie transportiert wird. Vereinfacht ausgedrückt sind es daher letztendlich unsere schlechten Gefühle, die das Essen in unserem Fettgewebe speichern. Haben wir jedoch einen genussvollen und vor allem schuldfreien Zugang zum Essen, wird alles, was wir essen, bestmöglich von unserem Körper verarbeitet. Wie genau unsere Gefühle die Gehirnchemie beeinflussen, können Sie im Buch „Das egoistische Gehirn" von Achim Peters nachlesen.

Das heißt jetzt aber nicht, dass wir uns mit Süßigkeiten vollstopfen können, das ist immer noch eine Frage der Balance und der Menge. Unser Körper teilt uns auch sofort mit, was ihm gut tut. Schlechtes Gewissen, negative Gedanken und Vorwürfe tun unserem Körper nie gut. Im Gegenteil: Sie schaden ihm und machen ihn letztendlich krank. Wir dürfen nicht vergessen, dass auch die Gedanken, die wir an unseren Körper senden, im übertragenen Sinn Nahrung sind, die er verdauen muss, negative Gedanken sind besonders schwer verdaulich.

IV. Essen und satt werden

Die Sättigwungsskala

Im ersten Kapitel habe ich schon einiges über die Hungerskala geschrieben. In der Zwischenzeit haben Sie viel über Ihren Hunger, über Diäten und über genussvolles Essen gelesen. Jetzt kommt der nächste – und sehr wichtige – Schritt: Hören Sie zu essen auf, wenn Sie satt sind!

Sie können sich noch so gesund ernähren und das essen, was Ihnen gut tut, Sie können noch so sehr darauf achten, nur zu essen, wenn Sie hungrig sind, wenn Sie dann jedoch nicht rechtzeitig aufhören zu essen, werden Sie nie das Optimum aus Ihrer Ernährungsweise herausholen. Dann werden nie die paar Pfunde, die Sie von Ihrem absoluten Wohlfühlgewicht trennen, Ihre Hüften verlassen. Im Optimum, dann, wenn Sie ausreichend, aber nicht zu viel essen, wird Ihr Körper sich das Beste aus der Nahrung herausholen und sich im physiologischen und emotionalen Gleichgewicht befinden. Der Körper strebt ja stets danach, den Zustand des Wohlgefühls aufrechtzuerhalten.

Zur Erinnerung, so sieht die Sättigungsskala aus:

Sättigungsskala

0	neutral, weder hungrig noch voll gegessen
+1	satt, zufrieden, gerade richtig
+2	zu viel gegessen, man fühlt sich voll und etwas unangenehm
+3	vollgestopft, man fühlt sich miserabel

Wenn Sie eine Mahlzeit zu sich nehmen, wird nach einigen Bissen relativ bald der Hunger verschwinden. Damit nähern Sie sich dem Punkt **0**, Sie sind nicht mehr hungrig, aber auch noch nicht satt. Je nachdem, wie sich Hunger bei Ihnen bemerkbar gemacht hat, ist das nagende Gefühl im Magen oder das leichte Ziehen in der Speiseröhre weg. Der erste Hunger ist gestillt, Ihr Körper bekommt Energie und schickt Ihnen die ersten Signale des körperlichen Wohlgefühls.

Sie essen weiter und erreichen nach einer gewissen Zeit den Punkt **+1**. Nun sind Sie satt, zufrieden und haben genau die richtige Menge gegessen, um sich wohl zu fühlen.

Essen Sie, wenn Sie einmal an diesem Punkt angelangt sind, weiter, übergehen Sie Ihre natürliche Sattheitsgrenze. Eigentlich ist es auch kein exakter Punkt, sondern eher eine Spanne, innerhalb derer Sie sich gut und satt und rundherum wohlfühlen. Ihr Körper hat genau das bekommen, was er an Energie braucht. Jede weitere Nahrung kann er nicht verwenden und speichert sie als Depotfett. Nun sind wir bei Punkt **+2** angelangt. Ihr Körper denkt dann, er muss die Energie „für schlechte Zeiten“ bereithalten, bloß wird diese schlechte Zeit wahrscheinlich nie kommen. Es ist hier sehr wichtig zu erkennen, dass dieses „Sattsein“ nicht eine Meldung des Gehirns ist – denn die kommt erst zeitverzögert, etwa 20 Minuten später. Daher muss man die Konzentration auf den Magen richten, denn dort kann man die Sattheitsgrenze unmittelbar erfahren: Können Sie die Füllmenge erspüren? Beginnt sich der Magen auszudehnen? Wie fühlen Sie sich damit, wie spürt es sich an?

Wenn Sie über den Punkt +2 hinaus essen, werden Sie bald das Gefühl des Vollgestopftseins haben (Punkt **+3**). Hier hört man in der Regel freiwillig auf zu essen, denn der Magen ist bis zum Rand gefüllt und kann nichts mehr aufnehmen. Er hat sich ziemlich ausgedehnt, um für diese Essensmenge Platz zu machen, und Sie fühlen sich jetzt nicht nur unwohl, sondern miserabel. Sie haben viel zu viel gegessen und es dauert Stunden, bis das Übermaß an Nahrung von Ihrem armen Körper verarbeitet und verstoffwechselt werden kann.

Es erfordert auch hier einige Übung und ein genaues Hinhören, um die Signale der Sattheit zu erspüren und zu erkennen. Deshalb ist es so wichtig, langsam zu essen und immer wieder in den Körper hineinzuspüren. Fragen Sie sich am Beginn dieses „Experimentes des rechtzeitigen Aufhörens" immer wieder: „Bin ich satt?", und spüren Sie, wie sich Ihr Magen anfühlt.

Manche Menschen meinen, Sie müssten auf eindeutige Signale achten, wenn das Gehirn klar und eindeutig meldet: „Satt! Genug gegessen! Aufhören!" Aber diese eindeutigen Signale werden nicht sofort gemeldet, sie stellen sich eben oft erst 20 Minuten nach dem Essen ein. Deshalb ist es so wichtig, mit dem Körper während des Essens in Verbindung zu bleiben. Spüren Sie, wie sich das Essen im Magen anfühlt! Ist da Platz für mehr? Legen Sie zur Unterstützung Ihre Hand auf den Bauch. Welche Nachricht übermittelt er Ihnen? Hat der Magen schon genug oder möchte er noch etwas mehr? Wenn Sie so aufmerksam essen, werden Sie merken, wie das Essen beginnt die Magenwand zu berühren. Und wenn Sie weiteressen, spüren Sie, wie der Magen beginnt sich auszudehnen. Sie werden sich am Anfang vielleicht komisch fühlen und nicht wirklich wissen, wo Sie hineinspüren sollen und ob Ihnen Ihr Magen überhaupt etwas mitteilt oder nicht. Sie können diese Technik durch wiederholtes Üben schärfen und perfektionieren. Am Anfang werden Sie wahrscheinlich zu spät merken, dass Sie über den Punkt **+1** hinaus gegessen haben, und sich zu voll fühlen. Verurteilen Sie sich nicht dafür, das echte Hineinspüren in den Körper klappt nicht von heute auf morgen. Sie sind gerade dabei, Ihr Essverhalten auf ein viel bewussteres Niveau zu bringen, das wird auch nicht in einer Woche schon automatisch ablaufen. Der Zeitfaktor spielt daher eine wichtige Rolle, denn je länger ein neues Verhalten praktiziert wird, desto mehr kann es sich verfestigen. Oft dauert es einige Monate, bis es sich im Unbewussten eingeprägt und verankert hat. Geben Sie dennoch nicht auf, Sie haben bei jeder Mahlzeit wieder aufs Neue die Möglichkeit, zu üben und es besser zu machen als beim letzten Mal.

Vielleicht denken Sie sich jetzt: „Das ist aber mühsam. Das klingt nach Arbeit und verdirbt mir den ganzen Spaß am Essen." Keine Angst, Sie werden jetzt nicht für den Rest Ihres Lebens beim Essen sitzen und sich die ganze Zeit fragen: „Bin ich satt? Bin ich schon bei Punkt +1 oder habe ich ihn überschritten? Soll ich aufhören oder weiteressen?" Es geht darum, sich Schritt für Schritt wieder auf die Weisheit des Körpers zurückzubesinnen. Je mehr Sie bewusst auf Ihre Sattheit hören, desto eindeutiger werden auch die Signale und mit der Übung kommt die Selbstverständlichkeit. Es wird die Zeit kommen, wo das, was Ihnen jetzt mühsam erscheint, ganz automatisch abläuft. Sie werden essen, wenn Sie hungrig sind, und so viel essen, bis Sie sich satt fühlen – ohne darüber nachzudenken. Sie werden es einfach tun. In der Zwischenzeit gilt es jedoch zu üben, denn hier hat sich das Sprichwort „Übung macht den Meister" definitiv bewahrheitet. Machen Sie es nicht aus einem Zwang heraus und sehen Sie es nicht als eine schwierige Aufgabe an. Betrachten Sie es als Experiment, das Sie mit Neugier und Freude durchführen. Dann wird es für Sie auch nicht mühsam sein, Ihren Sattheitspunkt zu erkennen. Wenn Sie sich darauf einlassen, wird Ihr Körper mit viel Wohlgefühl reagieren und das ist wohl eine der schönsten Belohnungen.

Satt sein ist genug

Es war lange Zeit sehr schwierig für mich, rechtzeitig mit dem Essen aufzuhören, und so geht es auch vielen meiner Klienten. „Aber es schmeckt mir doch so gut", sagen sie, wenn wir über diesen Punkt diskutieren. Ich höre auch immer wieder Menschen sagen: „Ich liebe es zu essen. Wenn ich aufhören soll, wenn ich satt bin, geht der ganze Spaß dabei verloren." Das sind auch genau jene Personen, die immer wieder eine neue Diät beginnen, um ihre ungewünschten Kilos loszuwerden. Dann hungern sie und halten sich streng an ihre selbst auferlegten Regeln. Klarerweise stellt sich meist nach kurzer Zeit Erfolg ein. „Erschlankt" und stolz auf sich kehren sie wieder zu ihrem ursprünglichen Essverhalten zurück – oder es stellt sich von selbst wieder ein. Nach einiger Zeit haben sie ihr altes Gewicht wieder. Sie haben gegen das Essen angekämpft und den Kampf verloren. Für diese Menschen gibt es nur ein Entweder-oder: entweder sie hungern oder sie essen über ihre Sattheit hinaus.

Wenn ich meinen Klienten vorschlage auf ihre Sattheit zu achten, um dann aufzuhören zu essen, werden sie manchmal richtig böse. Sie reagieren, als würde ich ihnen etwas wegnehmen wollen. „Nein, das kann ich nicht", sagte eine Klientin kürzlich zu mir. „Mit Essen und der Beschäftigung damit halte ich mein Leben zusammen. Woran kann ich mich dann noch festhalten, wenn es mir genommen wird?" Ihr wird vielleicht anfangs auch etwas fehlen, wenn sie rechtzeitig das Besteck weglegt. Das ist jedoch nur ein Zeichen dafür, dass Essen für viele andere Dinge in ihrem Leben den Platz eingenommen hat.

Bei mir hatte Essen früher sehr viel überdeckt. Als ich damit begonnen habe, mich mit meinem Innenleben auseinanderzusetzen und meine Emotionen frei fließen zu lassen, fand ich heraus, dass Essen nicht nur die Langeweile ausfüllte, die ich manchmal empfand. Es musste auch dafür herhalten, wenn ich traurig war, wenn ich Schmerzen nicht spüren wollte oder wenn ich mich unwohl fühlte. Zusätzlich aß ich, wenn ich mich für etwas belohnen und mir Genuss oder Freude verschaffen wollte. Wenn ich mich alleine und einsam fühlte, war Essen wie ein Freund für mich da, der mich liebevoll umarmte und mir ein gutes Gefühl gab. Wenn ich unzufrieden mit meinem Leben war, verschaffte mir Essen vorübergehend ein angenehmes Gefühl, es brachte Buntheit und Freude in mein Leben.

Wenn Sie Essen bisher auch für alle diese Dinge benutzt haben und jetzt beginnen mit dem Essen aufzuhören, wenn Sie satt sind, wird Ihnen etwas fehlen. Essen wird wieder auf den richtigen Platz zurückgerückt und auch die Zeit, in der Sie über Essen nachdenken, wird weniger werden. Genauso wie bei mir wird dadurch ein Loch entstehen. Plötzlich steht Ihnen viel mehr Zeit zur Verfügung, die bis jetzt das Essen eingenommen hatte. Das fühlt sich sehr unangenehm an. Jetzt gibt es scheinbar nichts mehr, das den großen und kleinen Herausforderungen des Lebens die Schwere nimmt. Keine Schokolade, die über den Liebeskummer hilft, keine Eiscreme, die die Leere des Abends ausfüllt, und keine Riesenpizza, die Sie die Frustration über Ihren Job vergessen lässt.

Mit der Entscheidung, dann mit dem Essen aufzuhören, wenn Sie satt sind, beginnen also eigentlich erst die Schwierigkeiten. Dann wird vieles von dem, was Sie bis jetzt nicht gesehen haben, offensichtlich. Sie haben es nicht bemerkt, weil es vom Essen überdeckt war, und nun bleibt Ihnen nichts anderes übrig, als sich mit all diesen Dingen auseinanderzusetzen. Vielleicht überlegen Sie an dem Punkt sich Ihrer Freundin anzuvertrauen oder therapeutische Hilfe in Anspruch zu nehmen – das kann sehr hilfreich sein. Jetzt, da Ihre Gedanken nicht mehr bei Diäten, beim Hungern, Abnehmen, Essen und Nicht-essen sind, kommt wieder

Klarheit und Nüchternheit zurück in Ihr Leben, und das kann oft schmerzhaft sein. Lassen Sie sich dadurch aber nicht entmutigen und nehmen Sie Hilfe in Anspruch, wenn Sie das Gefühl haben, es nicht alleine zu schaffen! Es ist eine große Chance für Sie, die Chance, Ihr Leben zu betrachten und zu erkennen, wo etwas für Sie nicht mehr passt, wo Sie unzufrieden sind, wo Sie etwas verändern möchten – und wie Sie das Essverhalten dadurch wieder in den Griff bekommen. Dem Essen wird wieder der richtige Stellenwert zurückgegeben, nämlich jener der Sättigung und des Genusses. Wenn Sie hungrig sind, Ihre Mahlzeit genießen und sich satt essen, hat Essen seine Aufgabe erfüllt. Über die Sattheit hinaus zu essen schadet nicht nur Ihrem Körper, sondern auch Ihrer Psyche.

Aufzuhören zu essen, wenn Sie satt sind, ist ein großer und wichtiger Schritt auf Ihrem Weg der Gesundheit, aber er erfordert auch sehr viel Mut. Den Mut, sich die Dinge anzusehen, die bis jetzt vom Essen überdeckt wurden. Damit wagt man sich aus seiner Komfortzone heraus, aus der Bequemlichkeit und der Gemütlichkeit, die das Essen bieten kann. Ich weiß, dass viele Menschen mehr vom Leben wollen als das, was sie bisher herausgeholt haben. Um ein durch und durch sattes und glückliches Leben zu haben, braucht es jedoch mehr als ein großes Stück Apfelstrudel.

Drücken Sie die STOPP-Taste

Der erste Schritt zu einem besseren Lebensgefühl ist der Beschluss, dann mit dem Essen aufzuhören, wenn man satt ist. Der zweite Schritt ist die Durchführung und das ist der wesentlich schwierigere Teil.

Wir haben im Laufe der Zeit viele Muster entwickelt, die sich als Programmierungen in unserem Gehirn installiert haben – so ist es auch mit dem Essverhalten. Wenn Sie, so wie ich, lange Zeit aus emotionalen Gründen gegessen haben, dann hat sich dieses Muster ganz tief verfestigt. Einmal in Gang gesetzt läuft es immer wieder ab, ganz automatisch und unbewusst. Dagegen anzukämpfen hat keinen Sinn, das macht das Muster nur noch stärker und verfestigt es. Deshalb ist auch jede Diät zum Scheitern verurteilt, denn mit dem Diätverhalten wird das alte Muster bekämpft. Sobald die Diät zu Ende ist, wird die alte Programmierung wieder aktiv. Kämpfen lohnt sich also nicht, Sie können nur dann eine Veränderung bewirken, wenn Sie sich neu programmieren, also ein neues Essverhalten entwickeln. Dieses neue Muster überlagert dann das frühere, alte Muster. Bevor das neue Muster jedoch genauso stark ist wie das alte und unbewusst von selbst abläuft, wird einige Zeit vergehen. Die einzige Möglichkeit, um das neue Muster zu verfestigen, ist stetiges Üben. Machen Sie sich immer wieder bewusst, dass Sie sich jetzt und in Zukunft dem Essen gegenüber anders verhalten wollen.

Um es sich am Anfang leichter zu machen, stellen Sie sich doch vor, dass in Ihrem Gehirn ein Schalter sitzt. Eine Art STOPP-Taste, auf die Sie immer drücken, wenn Sie Gefahr laufen, über Ihre Sattheit hinaus zu essen. Oder wenn Sie essen möchten, obwohl Sie gar nicht hungrig sind. Gerade dieser Moment, bevor Sie etwas essen, bevor Sie zur Schokolade oder zu den Chips greifen, ist der Moment der Kraft. Es ist der Zeitpunkt, an dem Sie erneut die Entscheidung treffen können, nicht zu essen – denn hungrig sind Sie ja nicht. In diesem Moment der Kraft beschließen Sie nicht zu naschen, sondern sich mit dem wirklichen Problem, das dahintersteht, auseinanderzusetzen. Stellen Sie sich in diesem Moment vor, wie Sie in Ihrem Gehirn die STOPP-

Taste drücken. Atmen Sie dabei tief durch und stellen Sie sich die Frage: „Warum will ich etwas essen, obwohl ich gar nicht hungrig bin?" Lassen Sie die Antwort von selbst auftauchen, suchen Sie nicht krampfhaft danach, der erste ernsthaft in Ihnen aufkommende Verdacht ist in der Regel der richtige. Vielleicht zeigt sich ein leichtes Unwohlsein in Ihrem Körper, das Sie nicht fühlen wollen. Oder Sie spüren eine leichte Traurigkeit aufsteigen, weil ein bestimmter Mensch, an dem Ihnen sehr viel liegt, seit Tagen nicht zurückruft. Oder Sie spüren den Frust hochsteigen, weil Ihr Job Sie in letzter Zeit überhaupt nicht mehr befriedigt. Es können viele Antworten sein, die da auftauchen. Themen, die in Ihrem Unbewussten sitzen und darauf warten, bearbeitet, gelöst und geheilt zu werden. Wenn Sie die STOPP-Taste drücken, haben all diese kleinen und größeren Themen die Möglichkeit, endlich bemerkt zu werden. Sie drängen vom Unbewussten an die Oberfläche. Je öfter Sie innehalten, Ihr altes Muster des Überessens unterbrechen und die STOPP-Taste drücken, desto mehr Raum bekommen Ihre ungelösten Themen, die bislang mit Essen hinuntergeschluckt wurden. Natürlich können Sie jederzeit bewusst die Entscheidung treffen, nicht hinschauen zu wollen und sich nicht mit der Situation auseinanderzusetzen – und das ist auch absolut in Ordnung. Bedenken Sie jedoch, dass Sie letztendlich nicht vor sich selbst und Ihren Problemen davonlaufen können. Essen ist nicht die Lösung, es kann nicht den Freund zurückbringen, das lang anstehende Gespräch mit dem Chef führen oder die unterschwellige Unzufriedenheit im Leben auflösen.

Ich höre immer wieder von meinen Klienten, dass sie meinen, es gäbe einen Schalter im Kopf, der „klick" machen müsste, und alles wäre anders. Erst dann würden sie leicht abnehmen, wieder Freude am Sport haben und einen fitten Körper bekommen. Ich glaube, das ist eine Ausrede, die viele Menschen dazu benutzen, weil sie nicht den beschwerlichen

Weg gehen wollen. „Es hat noch nicht ‚klick' gemacht", sagen sie und essen ihren Frust weiter in sich hinein. „Ich warte darauf, dass es ‚klick' in meinem Kopf macht, dann wird sich alles ändern." Und sie kämpfen weiter gegen den vermeintlichen Schweinehund in ihrem Inneren an. „Morgen beginne ich dann mit einer richtigen Ernährungsumstellung, inklusive Sportprogramm", lügen Sie sich weiter an. Doch morgen kommt nie, morgen bleibt immer morgen.

Auch die STOPP-Taste (die man aktiv drücken muss und die nicht einfach nur „klickt") gehört nicht nur einmal gedrückt und dann ist alles anders, sondern immer wieder. Bei jeder Mahlzeit treffen Sie die Entscheidung, rechtzeitig aufzuhören. Bei jedem Ausflug in die Süßwarenabteilung des Supermarktes entscheiden Sie, ob Sie diese Tafel Schokolade mitnehmen oder nicht. Auch bei jeder Verlockung eines vollgefüllten Buffets im Restaurant und auch jeden Abend, an dem Sie der abflauende Stress oder die Langeweile zum Kühlschrank treibt. Sie entscheiden sich immer wieder aufs Neue. Auch das ist Übungssache. Was am Anfang mühsam erscheint und sehr viel Bewusstheit erfordert, wird sich mit der Zeit automatisieren. Dann hat der Kühlschrankinhalt keinen Reiz mehr und Sie holen sich keinen weiteren Kartoffelpuffer vom Buffet. Sie sind satt und fühlen sich gut.

Oft wird Ihnen gar nicht gefallen, was aus den Tiefen Ihres Unbewussten auftaucht. Überfordern Sie sich damit auch nicht! Gehen Sie kleine Schritte! Wenn Sie das nächste Mal zum Essen greifen möchten, obwohl Sie nicht hungrig sind, visualisieren Sie eine STOPP-Taste. Fragen Sie sich dann: „Warum will ich etwas essen, obwohl ich nicht hungrig bin?" Diese Frage bringt Sie in die Bewusstheit zurück. Fragen Sie weiter: „Was kann ich machen, anstatt zu essen?" Mit jeder bewussten Entscheidung, die Sie treffen, beginnen Sie das neue Muster aufzubauen. Nicht indem Sie Ihr altes Muster bekämpfen, werden Sie erfolgreich sein, sondern indem Sie ein besseres aufbauen und dieses immer wieder stärken. Geben Sie nicht auf und zweifeln Sie nicht an sich. Sie sind auf dem Weg zu einem gesünderen und genussvolleren Leben und ich bin mir sicher, Sie machen das großartig.

Selbstsabotage

Kennen Sie das? Sie sitzen beim Essen und sind eigentlich schon satt. Ein paar Bissen sind aber noch auf dem Teller. „Na ja", denken Sie sich, „das bisschen kann ich auch noch aufessen. Das wird mir nicht schaden." Oder Sie sind mit Ihrer besten Freundin bei Ihrem Lieblingsitaliener und haben sich eine leckere Pizza bestellt. Nachdem Sie die Hälfte gegessen haben, spüren Sie, wie sich Ihr Magen zu dehnen beginnt. Ein klares Zeichen dafür, dass Sie satt sind. „Es schmeckt so köstlich", sagen Sie zu Ihrer Freundin, „das esse ich auf. Wäre ja schade, diese gute Pizza übrig zu lassen." „Du hast recht", pflichtet sie bei, „das geht schon noch." Auch sie isst weiter an ihrer Lasagne, obwohl auch sie schon einen leichten Druck im Magen spürt. Beide fühlen sich nach dem Essen unwohl – es war einfach zu viel. „Trinken wir noch ein Glas Wein", schlagen Sie vor, „das hilft bei der Verdauung." Am nächsten Tag fühlen Sie sich gar nicht gut. Sie haben eindeutig zu viel gegessen und getrunken und Ihr Körper gibt Ihnen deutlich zu verstehen, dass das bisschen Mehr ihm doch geschadet hat. Schuldbewusst nehmen Sie sich vor beim nächsten Mal rechtzeitig mit dem Essen aufzuhören.

Es gibt immer wieder Situationen in unserem Alltag, in denen wir mit einem Übermaß an Nahrung konfrontiert sind. Denken Sie nur an die überfüllten Buffets im All-Inclusive-

Urlaub oder beim Chinesen ums Eck. Denken Sie an alle Familienfeiern, bei denen es Essen in Hülle und Fülle gibt. Oder an die Portionen im Restaurant, die immer zu groß bemessen sind. Von jeder Plakatwand, aus jeder Auslage und aus dem Fernseher lacht uns Essen an. Es wird uns nicht leicht gemacht, in der heutigen Zeit einen gesunden Zugang zum Essen zu behalten oder zu ihm zurückzufinden. Doch es hat auch keinen Sinn, nur zu jammern. Die Welt ist nun einmal so, wie sie ist. Auch wenn wir uns dagegen wehren oder uns aufregen, sie wird sich wegen uns nicht ändern. Für unser Essverhalten und wie wir mit dem Essen umgehen, sind wir selbst verantwortlich. Wir können die Schuld nicht auf die Lebensmittelindustrie oder die Fast-Food-Ketten schieben. Damit würden wir es uns zu einfach machen. Wir selbst treffen täglich die Entscheidung, was wir essen und was wir nicht essen, und wir haben immer die Wahl, rechtzeitig aufzuhören.

Denken Sie an eine Situation zurück, wo Sie Ihren Teller leer gegessen haben. Was wäre passiert, wenn Sie die paar Bissen auf dem Teller gelassen hätten? Es wäre durchaus eine Möglichkeit gewesen, die Reste in eine Box zu geben und in den Kühlschrank zu stellen. Sie hätten die Reste dem Hund verfüttern oder sie wegschmeißen können. Die meisten von uns wurden dazu erzogen, den Teller leer zu essen. „Iss auf, in Afrika müssen die Kinder hungern." Wie oft haben wir das gehört? Oder auch: „Essen schmeißt man nicht weg, das ist eine Sünde."

Wenn wir jedoch klar überlegen, hat das Aufessen unserer Speisen nichts mit dem Hunger auf der Welt zu tun. Es macht keinen Unterschied, ob wir den Teller leer essen oder nicht, der Hunger auf der Welt existiert leider weiterhin. Das ist ein ganz anderes Problem und hat nichts mit unserem momentanen Essverhalten zu tun. Dass das Wegwerfen von Essen eine Sünde ist, stimmt auch nicht. Wollen wir uns als Mülleimer zur Verfügung stellen? Wenn wir aufessen, nur damit wir nichts wegzuwerfen brauchen, tun wir uns nichts Gutes dabei. Es ist eher eine Sünde, sich schlecht zu behandeln – und genau das tun wir, wenn wir zu viel in uns hineinstopfen. Ich will damit überhaupt nicht sagen, dass wir mit unserer Nahrung achtlos umgehen sollen. Wir sollten dem Essen genauso viel Respekt erweisen wie uns selbst. Essen ist unsere Nahrung, ohne Essen können wir nicht überleben. Wenn wir durch stetiges Üben herausfinden, wie viel Nahrung unser Körper bei einer Mahlzeit braucht, können wir die Portion auch richtig bemessen und dann bleiben künftig nur selten Essensreste übrig.

Sehen wir uns die Situation an, in der Sie mit Ihrer Freundin beim Italiener gesessen sind. Sie hätten sich den Rest Ihrer Pizza einpacken lassen können, um sie am nächsten Tag aufzuessen, oder auch von vornherein eine kleine Portion bestellen können. Es gibt immer verschiedene Möglichkeiten. Seien wir doch ehrlich: Mit der Aussage, „es war nicht anders möglich, ich musste aufessen", macht man sich etwas vor und damit schadet man letztendlich nur sich selbst.

Wo sind bei Ihnen die blinden Flecken in Bezug auf Essen? Können Sie erkennen, in welchen Situationen Sie sich selbst immer wieder sabotieren? Denn „noch ein bisschen mehr kann nicht schaden" gibt es nur in den amerikanischen Fernsehserien, wo wir mit Erstaunen zusehen, wie schlanke Menschen die ganze Zeit Fast-Food in sich hineinschaufeln und dabei weiter glücklich und schlank bleiben. Doch die Realität sieht anders aus: Zu viel Essen tut niemandem gut – etwas anderes zu denken ist reine Selbstsabotage.

Sucht: Die Unfähigkeit, Maß zu halten

Erst kürzlich habe ich eine Schlagzeile in der Zeitung gelesen, die lautete: „Fast-Food kann süchtig machen." Bei Versuchen mit Mäusen fanden Wissenschafter heraus, dass bei Überkonsum von Fett und Zucker die gleichen Areale im Gehirn betroffen sind, die auch bei Alkohol- und Drogensucht aktiviert werden.

Diese Studie hat jedoch keine wirklich neuen Erkenntnisse geliefert. Der Zusammenhang zwischen Essen und Sucht ist schon lange bekannt. Nicht umsonst spricht man von Esssucht oder Zuckersucht. Wir leben in einem Zeitalter der Sucht, man kann sogar fast sagen, dass wir eine süchtige Gesellschaft sind. Süchtig werden kann man nach vielen Dingen. Neben den klassischen Süchten wie Drogen-, Alkohol- und Spielsucht, die in vielen Büchern sehr gut beschrieben sind, können wir auch viele „Alltagssüchte" erkennen. Wir können süchtig nach Arbeit, nach Internetspielen, nach Fernsehen und nach Beziehungen sein. Außerdem nach Einkaufen, Sex und Sport. Und wir können süchtig nach Essen sein.

Sucht hat immer etwas mit Suche zu tun. Wir suchen nach etwas, das uns Erfüllung bringt und uns in Ekstase versetzt. Etwas, das unserem Leben Sinn gibt und es bunt und aufregend macht. Auf dieser Suche bleiben wir oft bei Dingen hängen, die uns nicht weiterbringen, sondern uns letztendlich zerstören. Sobald wir merken, dass wir das Essverhalten nicht mehr kontrollieren können, sondern es uns kontrolliert, haben wir uns in eine Abhängigkeit begeben. Es ist mühsam, wieder aus ihr herauszufinden. Das besonders Schwierige bei der Esssucht ist, dass wir ja essen müssen, um zu überleben. Wir können also nicht einfach aufhören zu essen – eine Möglichkeit, die bei anderen Süchten durchaus das Ziel einer Behandlung ist. Was wir wieder lernen müssen, ist der richtige und natürliche Umgang mit Essen.

Essen lindert den Schmerz, ist ein Trostpflaster bei Traurigkeit, gibt Sicherheit und Wohlbefinden. Wie schon im zweiten Kapitel erwähnt, wird durch den Genuss von raffinierten und denaturierten Lebensmitteln das Belohnungszentrum im Gehirn aktiviert, Dopamin wird ausgeschüttet und wir fühlen uns sofort gut – aber nur kurz und nur, während wir essen. Dann können wir alles um uns herum vergessen und uns eine künstliche Welt erschaffen. Durch den Konsum von Fett und Zucker in großen Mengen wird die Dopaminausschüttung im Gehirn jedoch überstimuliert, wodurch ein Hochgefühl entsteht. Wir essen weiter und immer mehr, weil wir dieses Hochgefühl aufrechterhalten möchten. Die Körperchemie verändert sich und kommt vollkommen aus dem Gleichgewicht. Die Sucht reißt das Zepter an sich und lässt den Körper zum Nimmersatt werden, der alles verschlingen möchte.

Ich habe ein relativ hohes Suchtpotenzial. Seit meiner Jugend war ich immer wieder auf der Suche, nach Liebe, nach Glück und nach dem Sinn des Lebens. In mir fühlte ich stets eine tiefe Sehnsucht, die mich weitertrieb. Schon als Kind überwältigten mich oft tiefe Gefühle. Ich litt an extremem Heimweh und konnte keine Nacht wo anders als in meinem eigenen Bett verbringen. Als mich meine Eltern zusammen mit meinen Geschwistern zu einem Jungscharlager schickten, weinte ich die ganze Nacht. Der Schmerz war unendlich groß, meine Eltern mussten mich wieder abholen. Später, nach dem Abitur, bekam ich Fernweh. Die Sehnsucht ließ mich immer wieder essen, auch wenn ich nicht hungrig war. Hin und wieder konnte ich sie kurz mit Reisen (bis nach Australien) befriedigen, aber dieses Gefühl hielt nie lange an und die Sehnsucht kehrte stets zurück. Wenn ich aß, spürte ich meine Gefühle nicht so stark. Ich konnte mich „in einen Zustand der Zufriedenheit essen“, aber ich fühlte mich immer nur vorübergehend besser. Logischerweise nahm ich zu und fühlte mich nicht mehr wohl in meinem Körper. Dann versuchte ich durch Hungern mein Gewicht wieder zu reduzieren. Essen war für mich zu einer Strategie geworden, damit ich meine tiefe innere Sehnsucht nicht spüren musste. Meine Suche war zur Sucht geworden. Essen wurde zum guten Freund, war Trost und Hilfe, um durch den Tag zu kommen. Auch als ich schon studierte und mich intensiv mit der Problematik des Essens und des Ernährungsverhaltens auseinandersetzte, griff ich immer wieder zum Essen. Mit einer Überdosis an Schokolade und Eiscreme konnte ich mich in einen Zustand des Nichtdenkens versetzen und aus meiner Welt flüchten. Es war dem Rausch eines Alkoholikers sehr ähnlich, bloß dass ich mich in einem Zucker- und Fettrausch befand.

Es gab keinen speziellen Punkt, an dem ich aufhörte suchtartig zu essen. Es war ein Entwicklungsprozess. Ich begann intensiv an mir zu arbeiten, kam mir dadurch näher und verstand mich immer besser. Ich begann erstmals Mitgefühl für mich zu entwickeln und erkannte, dass die Sehnsucht in mir nicht durch Essen oder irgendwelche anderen Süchte gestillt werden konnte. In meinem Suchtverhalten zu bleiben bedeutete sitzen zu bleiben, mich gefangen zu halten in einer künstlichen Welt, die nichts mit der Realität zu tun hatte. Das wollte ich nicht mehr, ich wollte mich weiterentwickeln und mein Potenzial leben. Ich wollte das Beste aus meinem Leben machen.

Vielleicht haben auch Sie süchtige Tendenzen entdeckt, wenn es um Ihr Essverhalten geht. Möchten Sie sich mit übermäßigem Essen in einen anderen Zustand versetzen? Reagieren Sie mit Kontrollverlust, wenn Sie zu viele zucker- und fetthaltige Nahrungsmittel essen? Der erste Schritt aus der Esssucht ist es sich einzugestehen, dass Essen zu einem großen Problem geworden ist. Eine Sucht ist eine sehr ernst zu nehmende und komplexe Thematik und es ist wichtig, sowohl ihre physischen als auch die psychischen Ursachen zu berücksichtigen. Es gibt jedoch immer Hilfe und verschiedene therapeutische Ansätze, wenn Sie das Gefühl haben, nicht alleine damit zurechtzukommen.

Heute weiß ich, dass kein „Hilfsmittel" meine Sehnsucht stillen kann, dass ich weder durch Schokolade noch durch Nudelberge mein Glück finden kann. Mein Zuhause liegt in mir, in meinem Inneren, nur hier kann meine Sehnsucht gestillt werden. Ich brauche nicht mehr zu suchen und ich brauche keine Süchte. Ich brauche Essen nicht mehr, um die Herausforderungen des Alltags zu meistern. Das Leben ist oft schön und manchmal auch schwierig – aber so ist das Leben eben. Wir haben alle unsere Herausforderungen und lernen immer wieder dazu und ohne Süchte geht das eindeutig viel besser.

Entwickeln Sie ein neues Essverhalten

Wie ich bereits im Kapitel über die „STOPP-Taste" geschrieben habe, nützt es nichts, gegen das alte Essverhalten anzukämpfen, Sie müssen ein neues entwickeln. Es macht auch nicht plötzlich „klick" und Sie wechseln dann von Ihrem alten Muster in das neue. Das wäre natürlich schön, aber so einfach ist es leider nicht.

Bedenken Sie einmal, wie lange Sie gebraucht haben, um Ihr altes Verhalten des übermäßigen Essens, Diäthaltens und Hungerns zu perfektionieren. Sie haben es so lange wiederholt, dass es sich tief in Ihr Unbewusstes eingegraben hat. Im Gehirn haben sich dabei viele Verknüpfungen und Schaltstellen gebildet, damit genau dieses Muster unbewusst und immer wieder von selbst ablaufen kann. Deshalb können

Sie es nicht ändern, indem Sie es bekämpfen. Dadurch richten Sie Ihre gesamte Aufmerksamkeit darauf und es wird noch gefestigter und präsenter. Denn: Worauf wir fokussieren, das bleibt bestehen. Wenn wir uns auf eine gesunde Lebensweise konzentrieren, dann gibt diese uns Energie und sie kann sich entwickeln. Konzentrieren wir uns jedoch auf etwas, das wir nicht haben wollen – zum Beispiel auf unser Übergewicht oder auf ein Verhalten, das wir nicht zeigen wollen –, dann investieren wir unsere gesamte Energie und Aufmerksamkeit für das Bekämpfen und füttern es dadurch eigentlich nur. Es geht darum, ein neues Verhalten zu erlernen und es immer wieder zu üben und zu praktizieren. Bevor Sie jedoch darangehen, sich Ihrem neuen Essverhalten zuzuwenden, ist es wichtig, dass Sie sich Ihr altes, so tief eingegrabenes Muster anschauen.

Wie sieht Ihr altes Programm aus? Warum essen Sie und aus welchen Gründen? Welche Vorteile hat es Ihnen gebracht und wo steht es Ihnen jetzt im Weg? Warum war es bis jetzt so schwierig für Sie, dieses Muster zu verlassen? Wo liegen die Stolpersteine, die Sie immer wieder fallen lassen?

Sie werden durch die Beantwortung dieser Fragen wahrscheinlich erkennen, welchen Vorteil Ihnen das alte Muster gebracht hat und wovor es Sie geschützt hat. Vielleicht war es sehr bequem und hat Sie in einer scheinbaren Sicherheit gehalten? Vielleicht haben das Zu-viel-Essen und das daraus resultierende Übergewicht Sie davor geschützt, dass Ihnen die Männer oder Frauen zu nahe kommen? Oder es hat Ihnen als Ausrede dazu gedient, doch nicht Ihre Träume verwirklicht zu haben. „Ich bin zu dick, da habe ich keine Chance, den begehrten Posten der Abteilungsleiterin zu bekommen." Und Sie haben sich weiter versteckt in der Bequemlichkeit der Komfortzone. „Das Leben ist halt so", haben Sie sich resignierend gedacht. „Man bekommt eben nicht alles, was man haben möchte." Seinen Sie ehrlich mit sich, denn es muss einen guten Grund geben, warum das alte Programm für Sie so lange gepasst hat – Sie müssen ihn nur finden.

Nun haben Sie genug, Sie stehen auf, hauen mit der Faust auf den Tisch und sagen: „Es reicht mir. Ich kann und will es ändern. Ich habe mich lange genug versteckt, jetzt möchte ich zu meiner vollen Größe wachsen. Ich möchte mich gesund ernähren, ich möchte wieder auf meinen Körper hören, ihn spüren, mit ihm arbeiten und nicht gegen ihn. Ich höre auf meinen Körper schlecht zu behandeln.“ Sie treffen damit eine gute Entscheidung, denn Sie müssen damit nicht für den Rest Ihres Lebens in Gewohnheiten stecken bleiben, die Ihnen nicht gut tun.

Schreiben Sie auf, wie Ihr neues Verhalten aussehen soll. Achten Sie jedoch darauf, dass Sie nicht die alten rigiden Regeln durch neue rigide Regeln ersetzen. Es geht hier um Ihren neuen Umgang mit dem Essen und um Ihren Lebensstil. Welche Einstellung wollen Sie in Zukunft zum Essen haben, wie möchten Sie Ihr Leben gestalten? Wie wollen Sie sich in Ihrem Körper fühlen und was bedeutet Gesundheit für Sie? Je genauer Sie es aufschreiben und je klarer Sie sich darüber sind, desto besser. Beginnen Sie Schritt für Schritt: Freunden Sie sich mit Ihrem Hunger an und essen Sie nur, wenn Sie wirklich hungrig sind. Essen Sie das, worauf Sie Lust haben und was Ihnen gut tut. Genießen Sie Ihr Essen und hören Sie auf, wenn Sie satt sind. Und essen Sie nicht, wenn Sie nicht hungrig sind.

Es wird Ihnen anfangs – nach dem ersten Motivationsschub und der Begeisterung – nicht immer leicht fallen. Das alte Muster wird sich melden, es ist noch da, es ist stark. Seien Sie sich bewusst, dass das alte Muster zwar existiert, Sie es aber nicht ausagieren müssen. Sie haben jederzeit die Wahl: Möchten Sie die Vergangenheit wiederholen, indem Sie das alte Muster leben, oder möchten Sie eine neue Zukunft kreieren, die Gesundheit und Wohlgefühl beinhaltet? Wenn das alte Muster auftaucht, kämpfen Sie nicht dagegen an, sondern wenden Sie sich Ihrem neuen Essverhalten zu. Wenn Sie bis jetzt nachmittags immer ein süßes Teilchen zum Kaffee gegessen haben, dann werden Sie sich ohne den süßen Snack unwohl fühlen. Ihr Verlangen danach wird groß sein. Atmen Sie tief durch und seien Sie sich dessen bewusst, dass sich Ihr altes Programm meldet und durchgeführt werden möchte. Sagen Sie sich: „Okay, ich erkenne, dass ich so in der Vergangenheit gehandelt habe. Jetzt treffe ich die Entscheidung für ein gesundes Leben und esse keine Süßigkeiten, auch wenn mein Verlangen danach groß ist."

Überprüfen Sie wieder, ob Sie hungrig sind oder ob Sie aus Gewohnheit gegessen haben. Spüren Sie Ihren Körper und atmen Sie tief ein und aus. Überfordern Sie sich nicht, Sie müssen nicht perfekt sein. Sie sind dabei, ein neues Verhalten zu erlernen. Denken Sie wieder daran, wie Sie als kleines Kind das Fahrradfahren gelernt haben. Hat Ihre Mutter oder Ihr Vater geschimpft, wenn Sie umgefallen sind? Wahrscheinlich nicht, denn etwas zu lernen bedeutet auch immer, es jedes Mal aufs Neue zu versuchen. Nicht aufgeben, wenn es nicht sofort klappt, es geht um das Durchhalten – mit ein bisschen Disziplin, mit viel Geduld und Verständnis für sich.

Ich habe mein altes Essverhalten nicht von einem Tag auf den anderen aufgegeben. Es war ein Prozess mit manchen Rückschlägen, der sich über ein Jahr hingezogen hat. Auch heute muss ich mich manchmal bewusst dafür entscheiden, das alte Verhalten nicht zu wiederholen. Doch mein gesundes Essverhalten hat sich über mein altes, süchtiges Verhalten gelagert. Es ist stark, es hat viel Kraft, es gehört ganz zu mir.

Wieder zu viel gegessen …

Sie werden auf dem Weg zu Ihrem neuen, genussvollen Essverhalten öfters großen Herausforderungen gegenüberstehen und kleinere sowie größere Rückschläge erleiden. Das ist in Ordnung so, wie ich nun schon ein paar Mal erwähnt habe: Sich weiterzuentwickeln bedeutet nicht, alles perfekt machen zu müssen. Im Gegenteil: Auch durch Rückschläge kann man etwas lernen, nämlich damit umzugehen und Strategien zu entwickeln, dennoch weiterzumachen.

Eine meiner größten Herausforderungen war jene im Sommer 2008. Die Ärztin hatte bei der jährlichen Mammografie Wucherungen in meinem Brustgewebe festgestellt, in beiden Brüsten. „Das sollten wir abklären", meinte sie. „Es könnte gutartiges Gewebe sein, aber auch bösartiges Wachstum." Sie verordnete mir eine Biopsie und wollte mich mit den Worten „Kein Grund zur Sorge, es ist in so einem frühen Stadium, da wird Ihnen die Brust nicht abgenommen, sollte es ein bösartiger Tumor sein" beruhigen. In meinem Gedächtnis blieben von diesem Satz nur die Worte „Brust abnehmen" hängen. Ich war daher etwas beunruhigt, aber als an sich positiv eingestellter Mensch, der immer die gute Seite in jeder Herausforderung des Lebens sieht, machte ich mir nicht allzu viele Gedanken. „Es wird schon alles gut gehen", beruhigte ich mich. Obwohl ich wusste, dass Brustkrebs die häufigste Krebserkrankung bei Frauen ist, kam mir nie in den Sinn, dass es eventuell auch mich treffen könnte. Plötzlich war ich mit der Krankheit Krebs konfrontiert und interessanterweise zeigte sich dieser Umstand nun permanent in meinem Alltag. Ich schlug die Zeitung auf und da stand ein Bericht über Brustkrebs. Ich schaltete den Fernseher ein und es lief eine Sendung darüber, auch Bekannte erzählten mir gehäuft von Freundinnen, die an Brustkrebs erkrankt waren – das Thema war stets präsent. Freunde und Familie zeigten sich besorgt und fragten mich, ob sie mich zum Biopsietermin begleiten sollten. „Das schaffe ich schon alleine“, lehnte ich dankend ab. Ich dachte mir, es kommt nur auf die Einstellung an, und wollte mir den Krankenhausbesuch zu einem Abenteuer machen – das war es ja auch.

Da das Krankenhaus gleich in meiner Nähe liegt, ging ich morgens zu Fuß hin und wurde für einen Tag stationär aufgenommen. Ich bekam ein hübsches Krankenhausbett und mir wurde von zwei netten Assistenzärzten Blut abgenommen. Angst hatte ich keine. Nach fast zwei Stunden Wartezeit wurde ich in den OP geholt. Ich musste mich auf einer Art Glastisch auf den Bauch legen, der dann in die Höhe gefahren wurde. Meine rechte Brust wurde durch eine Öffnung des Tisches geschoben. Von unten kam ein Apparat, der meine Brust einspannte, abmaß und die Daten an einen Bildschirm sandte. Dort konnte die Ärztin genau die Stelle der Wucherung ausmachen und gezielt mit einem nadelartigen Ding das Gewebe herausholen. Das Gerät ratterte wie eine Nähmaschine und aus meiner eingespannten Brust wurde das Gewebe regelrecht herausgerissen. So fühlte es sich für mich an. Ich hatte Schmerzen und lag da wie ein Stück lebendes Fleisch, hilflos den technischen Geräten ausgeliefert. Ich verließ meinen Körper und war nur mehr im Kopf zu Hause. „Durchhalten“, sagte ich mir, „es ist gleich vorbei. Es ist nur ein Eingriff und alles wird gut.“ Ich wollte nichts spüren, weder Hilflosigkeit, die Schmerzen, noch die rohe Behandlung meiner Brust. Die Ärztin tat ihr Bestes, war nett und einfühlsam, aber Tatsache war, dass mir Klumpen aus meiner Brust gerissen wurden. Voller Stolz zeigte mir die Röntgenassistentin den Objektträger mit meinem blutigen Gewebe. Für sie war es Routine, für mich aber ein Angriff auf meine Weiblichkeit. Meine Brust wurde gequetscht, misshandelt und Stücke wurden herausgerissen. Es dauerte über eine Stunde, bis meine beiden Brüste biopsiert waren.

Zum Abschluss wurde jeweils ein Titanplättchen an jene Stelle gesetzt, an der möglicherweise eine Operation erfolgen musste – damit man die Stelle später gleich finden kann.

Benommen ging ich nach Hause, ich war noch immer nicht in meinem Körper, ich stand unter Schock. Im Stiegenhaus traf ich meine Nachbarin, die mich besorgt nach meinem Zustand fragte. Ich erzählte ihr von meinem Eingriff und sie entgegnete mitfühlend: „Wenn Ihnen die Brust abgenommen werden muss, geben Sie Bescheid, ich kenne einen guten Chirurgen. Der macht das ganz toll, der baut die Brust wieder auf, sodass sie aussieht wie neu." Ich wollte nur in meine Wohnung, wollte meine Ruhe haben, niemanden sehen und mit niemandem sprechen.

Zu dieser Zeit hatte ich schon ein gesundes und entspanntes Verhältnis zum Essen, aber nun befand ich mich in einem Ausnahmezustand. In diesem Moment sah ich keine andere Möglichkeit, als meinen Schmerz wegzuessen. Ich schnappte meine Geldbörse und ging zum Supermarkt um die Ecke, dort kaufte ich alles ein, was mir in den Sinn kam und von dem ich hoffte, dass es mich beruhigen konnte: Schokolade, Kekse, Eiscreme sowie Milch und Flocken für ein Kartoffelpüree. In der daneben liegenden Bücherei lieh ich mir DVDs aus, ging nach Hause und schaltete den Fernseher ein. Ich begann zu essen, wahllos stopfte ich alles in mich hinein. Ich wollte mich nicht spüren. Zu viele Emotionen wollten hochkommen, aber ich wehrte mich dagegen. Das war zu viel in diesem Moment, ich wollte nur fernsehen und essen, zwischendurch weinte ich ein bisschen. Was war da passiert? Was war los mit mir? Warum war ich so durcheinander? Es war doch nur ein kleiner Eingriff?! Nach drei Tagen raffte ich mich auf und fuhr zu meinen Eltern aufs Land. Die frische Luft tat mir gut, genauso wie die liebevolle Fürsorge meiner Familie. Ich lachte und scherzte mit meinen Schwestern und kam langsam wieder in meinen Körper zurück.

Eine Woche später war ich im Krankenhaus, um vom Ergebnis der Biopsie zu erfahren. „Herzlichen Glückwunsch", sagte die nette Ärztin, „das Gewebe war gutartig, sie sind gesund. Kommen Sie in sechs Monaten wieder zur Mammografie." Ich brach in Tränen aus. Ich wollte keine Mammografie mehr, niemand sollte meine Brüste angreifen. Ich weinte so heftig, dass ich gar nicht sprechen konnte. Die Assistentin reichte mir Notfalltropfen in einem Glas Wasser und die dortige Psychotherapeutin wurde verständigt. Ich musste etwas warten, bis sie sich vorbereitet hatte. Da saß ich nun auf einem Plastiksessel im Warteraum der Station und weinte. Die Menschen um mich herum schauten betroffen weg, sie dachten wahrscheinlich, dass ich gerade eine schreckliche Diagnose bekommen hatte. Eigentlich strömte aber durch die Tränen endlich der gesamte Schmerz aus meinem Körper, der Schock konnte sich ganz auflösen. Ich weinte für meine misshandelte Brust. Ich weinte um all die Zeiten, in denen ich sie selbst schlecht behandelt hatte, nicht zufrieden mit ihr gewesen war und sie sogar gehasst hatte. Wie konnte ich jemals diesen wunderbaren Körperteil nicht lieben? Die Psychotherapeutin war sehr verständnisvoll, ließ mich weinen und den Schmerz ausdrücken. „Es ist in Ordnung, so zu fühlen. Seien Sie nicht so streng mit sich. Gewähren Sie sich jetzt die liebevolle Zuwendung, die Sie sich bislang versagt haben."

Als ich nach Hause ging, versprach ich meinem gesamten Körper, noch bewusster mit ihm umzugehen, ihn jederzeit liebevoll zu behandeln und ihn zu achten. Ich wollte mich wieder an ihm erfreuen und ihn genießen. Durch dieses Erlebnis bin ich viel mitfühlender und achtsamer mit mir geworden. Ich kann meine Weiblichkeit viel besser leben und auch meine Körperlichkeit.

Diese Erfahrung hat mir gezeigt, dass es auch Situationen gibt, in denen Essen als Ausweichstrategie kurzfristig einspringen muss. Ich war immer so streng mit mir, was Essen betraf, gerade in Bezug auf Ernährung wollte ich alles perfekt machen, schließlich bin ich ja die Expertin für gesundes Essverhalten. Doch ich bin auch ein ganz normaler Mensch und ich gestehe es mir zu, Fehler zu machen. Manchmal geht es eben nicht anders. Auch bei Ihnen gibt es sicher manchmal Momente, in denen Sie in ein altes Verhalten zurückfallen. Seien Sie mitfühlend und verurteilen Sie sich nicht dafür, denn auch das ist in Ordnung.

V. Die Macht der Gefühle

Gefühle sind wie Seifenblasen

In der Vernunftgesellschaft, in der wir leben, und in einer Zeit des Machens und Produzierens ist für Gefühle oft kein Platz. Wir wachsen meist damit auf, sie als lästig zu empfinden, als etwas, das uns nur in Schwierigkeiten bringt und zu einem vernünftigen und erfolgreichen Leben nicht dazugehört. „Sei nicht so eine Heulsuse", muss sich Hanna von ihrem strengen Vater anhören, wenn sie sich im Dunkeln fürchtet. Andreas hat im Internat unglaubliches Heimweh. Er weint heimlich unter der Bettdecke, reden kann er mit niemandem darüber, sonst wird er von den anderen ausgelacht. Als die Katze von Familie Müller überfahren wird, spürt Frau Müller tiefe Trauer. „Das ist doch lächerlich", schimpft sie sich selbst, „wenn die Kinder merken, dass ich deswegen weine, ... wie sieht denn das aus?"

Kleine Mädchen haben es in Bezug auf Gefühle noch etwas besser, ihnen wird es zumindest zugestanden, weinen zu dürfen. Jungen werden hingegen dazu erzogen, stark zu sein und ihre Emotionen nicht zu zeigen. So werden aus Kindern, die nicht richtig gelernt haben, Gefühle auszudrücken, Erwachsene, die sich mit ihrem Innenleben wenig beschäftigt haben. Denn Eltern sind automatisch das Vorbild der Kinder, ob sie es nun wollen oder nicht. Von Geburt an ahmen Kinder das Verhalten ihrer Eltern nach, bilden dadurch ihre Einstellungen und entwickeln ihre Gefühle. Wenn das Kind erlebt, dass seine Eltern sich rücksichtsvoll und geduldig gegenüber anderen Menschen verhalten, wird es diese Verhaltensweisen übernehmen. Und so ist auch die Entwicklung der Gefühle ein Lernprozess, der durch das eigene Erleben und durch das Vorbild der Eltern stattfindet. Leider ist viel zu wenigen Eltern bewusst, dass sich ihr eigener Umgang mit ihrem Gefühlsleben direkt in ihren Kindern widerspiegelt.

Die Zeit der Jugend ist meist schwierig. Wir werden vom Kind zum Erwachsenen. So vieles verändert sich, während wir uns langsam vom Elternhaus abnabeln und in die Welt hinausziehen. Wir wollen nicht mehr die Ratschläge unserer Eltern annehmen, sondern hören darauf, was unsere Freunde sagen. Wir entwickeln immer mehr unsere eigenen Vorstellungen, haben Träume für die Zukunft und wünschen uns ein anderes Leben. Wir fühlen uns fremd in unserem Körper. Die erste große Liebe kommt und damit einhergehend oft auch der erste große Liebeskummer. Konflikte und Streit mit den Eltern stehen auf der Tagesordnung, die Gefühle fahren Hochschaubahn. Wir wissen nicht, wie wir auf gesunde Weise mit unseren Gefühlen umgehen sollen. Deshalb werden sie nicht beachtet oder verdrängt. Spätestens als Erwachsene beginnen wir uns manchmal leise zu fragen, ob es einen Zusammenhang zwischen unseren vergrabenen Gefühlen und unserem Leben gibt: dann, wenn die Beziehung zerbricht, wenn sich trotz des Erfolges im Job eine innere Leere einschleicht, oder dann, wenn das Leben nicht so läuft, wie wir es uns als Kinder ausgemalt haben. Unerwünschte Gefühle wie Frustration, Traurigkeit oder Minderwertigkeit machen sich breit und wir wissen nicht, wie wir damit umgehen sollen, denn das haben wir nicht in der Schule gelernt.

Was sind eigentlich Gefühle? Sie sind nichts anderes als Energie, die durch den Körper fließt. Gefühle entstehen dann, wenn wir einen Gedanken haben und diesen auf irgendeine Art bewerten, zum Beispiel als gut oder schlecht, als passend oder nicht passend. Einem Gefühl geht also immer ein Gedanke voraus und dadurch wird eine Reaktion im Körper ausgelöst. Es laufen biochemische Prozesse ab, die das Herz schneller schlagen lassen, den Blutdruck in die Höhe treiben oder – bei Gefühlen des Friedens – Ruhe im Körper verbreiten. Aus einem Gedanken entsteht also ein Gefühl, das dann zu einer Handlung oder auch Nichthandlung führt. Gefühle und Gedanken gehören zu unserem Leben, dagegen anzukämpfen wäre sinnlos. Wenn man gegen ein Gefühl ankämpft, macht es das nur stärker. Es nützt auch nichts, es zu verdrängen oder hinunterzuschlucken, denn dann gärt es so lange in unserem Inneren, bis es wieder an die Oberfläche schwappt. Ein Gefühl ist da, um gespürt zu werden, es möchte uns etwas mitteilen – auch wenn man diese Mitteilung manchmal erst nach einer gewissen Zeit zulassen kann.

Claudia freut sich auf den Freitagabend mit ihrem Freund Sebastian. Sie hat etwas Leckeres gekocht und nach dem gemeinsamen Abendessen möchte sie mit ihm ein Glas Wein trinken und so wie früher reden und auf der Couch kuscheln. In letzter Zeit läuft es nicht mehr so gut zwischen den beiden, sie spürt, dass Sebastian sich ihr entzieht, und vermisst seine Nähe. Sebastian sitzt wortkarg beim Essen. „Ich bin müde, lass uns den Abendkrimi anschauen“, sagt er und zerstört damit Claudias Erwartungen eines romantischen Abends. Sie spürt Traurigkeit und auch Wut über Sebastian in sich hochsteigen. Er kümmert sich überhaupt nicht mehr um sie. „Sei nicht so kleinlich“, ermahnt sie sich selbst, „lass ihn ausspannen. Wenn ich jetzt etwas sage, ruiniere ich vielleicht unser Wochenende.“ Aber ihr Ärger ist nach wie vor da, obwohl sie sich das nicht eingestehen will. Sie holt eine große Packung Chips aus dem Vorratsschrank und während der

Krimi läuft, sitzt sie verspannt neben Sebastian und kaut sich durch den Inhalt der Chipstüte. Nun richtet sich ihr Ärger gegen sie. „Schon wieder so viel gegessen. Vielleicht ist das der Grund, warum Sebastian nicht mehr an mir interessiert ist. Ich habe zugenommen. Ich bin zu dick." Doch Claudias anfängliche Gefühle des Ärgers und der Traurigkeit wollten ihr eigentlich mitteilen, dass es an der Zeit ist, offen und ehrlich mit Sebastian über ihre Beziehung zu sprechen. Das hat sie allerdings nicht zugelassen, sie will, dass alles harmonisch ist, hat Angst vor Streit und vor allem Angst, dass Sebastian sie verlassen könnte.

Gefühle zeigen auf, wie es in unserem Inneren aussieht, und weisen uns intuitiv darauf hin, dass wir bestimmte Handlungen setzen sollten. Nachdem Gefühle direkt aus Gedanken entstehen, können sie auch als direkter Pfad zu unseren Gedanken fungieren. So könnte beispielsweise in dem Beispiel Sebastian wirklich nur müde sein, weil die vergangenen Wochen im Büro ziemlich stressig waren. Er hat Angst um seinen Job, möchte Claudia aber nicht beunruhigen, denn sie hat zurzeit selbst Ärger mit ihrem Boss. Hätten die beiden keine Angst vor der Konfrontation, könnten sie in einem vernünftigen Dialog ihre Gefühle aussprechen und alles wäre geklärt.

Die Schwierigkeit beginnt dann, wenn wir uns mit unseren Gefühlen identifizieren. Wir glauben dann nicht mehr, dass wir Freude, Zorn oder Trauer spüren, sondern wir *sind* diese Trauer und der Schmerz. Hierin liegt ein großer Unterschied. Oft lassen wir uns von der Intensität von Gefühlen überrollen und verbeißen uns in ihnen. Es gibt sogar Menschen, die den Ärger über ihren Nachbarn oder den Groll über ihren Expartner jahrelang mit sich herumtragen und ihn bei jeder Gelegenheit wieder hervorholen. Damit erschweren sie sich allerdings nur ihr eigenes Leben.

Um zu einem gesunden Gefühlsleben zu kommen, muss

man auf zwei Dinge achten: In der Vergangenheit verdrängte Gefühle müssen an die Oberfläche kommen dürfen. Dann können wir sie spüren, sie heilen und loslassen. Dazu ist es notwendig, Gefühle, die im täglichen Leben in uns entstehen, entsprechend auszudrücken. Wenn wir uns klarmachen, dass Gefühle eine wichtige Funktion haben, nämlich uns etwas aufzuzeigen, dann können wir uns vielleicht wieder leichter mit ihnen anfreunden.

Gefühle geben dem Leben Buntheit und Vielfältigkeit. Was wäre das Leben ohne diese wunderbaren Dinge? Wir können so mit unserem gesamten Sein alle Ereignisse wahrnehmen, aufnehmen und erfahren. Wenn wir das begreifen und aufhören uns dagegen zu wehren, brauchen wir keine Angst mehr vor unseren Gefühlen zu haben. Wir können jedes Gefühl willkommen heißen, es annehmen und spüren, denn auch die sogenannten negativen Gefühle haben ihren Platz im Leben. Wir können nur Freude empfinden, wenn wir auch unsere Traurigkeit wahrnehmen und fühlen. Das Leben ist nicht immer eine lustige Karussellfahrt, wir machen schmerzhafte Erfahrungen und erleiden Verluste. Wenn jedes Gefühl entsprechend Raum bekommt, wird es sich ausbreiten, seinen Höhepunkt erreichen, abflauen und wieder wegziehen. Diese Zugangsweise zu Gefühlen ist aber vielen fremd, wenn der richtige Zugang nicht gelernt oder gar verlernt wurde, lässt man seine Gefühle entweder gar nicht zu oder man verfängt sich so fest darin, dass sie einen gar nicht mehr verlassen.

Wie gehen wir also richtig mit unseren Gefühlen um? Sich mit all seinen Gefühlen, die hochkommen, anzufreunden, ist der erste Schritt. Sie da sein zu lassen, der zweite Schritt. Dann sollten wir uns nicht gegen das Gefühl verwehren, sondern ihm Raum geben. Anstatt zu denken, „ich will jetzt nicht traurig sein", sollte man die Traurigkeit spüren, auch wenn es sich unangenehm anfühlt. Man gibt ihr Platz, lässt sie sich im Körper ausbreiten und fragt sie, was sie einem mitzuteilen hat. Jedes Gefühl, das Aufmerksamkeit und Raum bekommen hat, wird dem Gesetz der Natur folgen und wieder verschwinden. Gefühle sind ein wichtiges Instrument für unser Gleichgewicht und somit für ein harmonisches Leben. Wenn wir uns ihnen stellen und sie sein lassen, brauchen wir keine Schokolade, um sie nicht spüren zu müssen. Wir brauchen keinen Riesenteller Spaghetti, weil wir uns nicht wohlfühlen, denn es ist ein Trugschluss, zu glauben, dass Essen unsere schlechten Gefühle verschwinden lässt. Wenn wir das in unserem Kopf verankert haben, werden wir immer wieder in die gleiche Falle tappen und essen, anstatt uns unseren Gefühlen zu stellen.

Ich bin so traurig – Essen als Trostpflaster

Essen kann für viele Dinge im Leben ein Ersatz sein. Wie oft haben Sie sich schon dabei ertappt, dass Sie zum Essen gegriffen haben, obwohl Sie gar nicht hungrig waren? Vielleicht war es Gewohnheit oder Sie haben gegessen, weil Sie traurig oder frustriert waren? Waren Sie ärgerlich und wütend? Es kann auch sein, dass Sie gegessen haben, weil Sie sich gefreut haben und diese Freude verstärken wollten. Oft isst man in solchen Fällen aber zu viel und aus der Freude wird schnell Enttäuschung, dann Wut über sich selbst. Man hat es wieder nicht geschafft, das Essen in den Griff zu bekommen.

Ich habe früher sehr oft gegessen, weil mir langweilig war. Nicht weil ich nichts zu tun hatte, sondern weil ich mir ein aufregenderes und spannenderes Leben wünschte –

so eines, wie es die Menschen in den Fernsehfilmen haben. Ich brauchte nur meinen Fernseher einzuschalten und schon hatte ich eine schöne, bunte Welt. Da saß ich dann vor dem Gerät und ließ mich berieseln, während ich Kekse und Schokolade in mich hineinfutterte. Dadurch bekam mein Leben wenigstens etwas Glanz. Mein kleinbürgerliches und normales Leben wollte ich nicht haben, aber ich schaffte es nicht, mehr aus meinem Leben zu machen. Um diesen Schmerz nicht zu spüren, aß ich. Ich aß auch, wenn ich traurig war. Ich aß, wenn ich vor den Scherben einer zerbrochenen Beziehung stand und die Sehnsucht nach der verlorenen Liebe nicht spüren wollte. Trost suchte ich im Essen – und fand ihn dort auch. Denn Essen kann trösten, aber nur für den Moment, wie bereits in den vorherigen Kapiteln erwähnt, wird beim Essen von „Trostfutter" wie Schokolade, Eiscreme und Kuchen durch die Ausschüttung des Botenstoffes Dopamin im Körper ein gutes Gefühl erzeugt, doch das hielt bei mir nicht lange an – und nachher war alles noch viel schlimmer.

Ich arbeite immer wieder mit Klienten, die Essen dafür verwenden, ihre Gefühle nicht zu spüren oder diese nur in einem geringen Ausmaß erleben zu müssen. Wie bei Margaret, einer jungen und erfolgreichen Computerspezialistin, die sehr engagiert in ihrem Job war. Sie kam zu mir, weil sie einige Kilos abnehmen wollte und sich ein neues Essverhalten wünschte. Margaret hatte vor einigen Jahren mithilfe einer Ernährungsberaterin sehr viel abgenommen und ihr Wunschgewicht erreicht. Sie bekam dort eine Liste mit Lebensmitteln, die sie essen durfte, und eine Liste, auf der stand, was sie nicht essen durfte. Sie bekam gute Tipps wie „mehr Gemüse und weniger Junkfood zu essen" und „statt süßer Limonade lieber Wasser zu trinken". Aber irgendwann hatte sie genug von ihrem Ernährungsplan, sie wollte keine Regeln mehr einhalten und sich nicht mehr ständig kasteien, innerhalb von zwei Jahren hatte sie ihr ursprüngliches Gewicht aus Zeiten vor der Diät wieder erreicht.

Bei unserem ersten Gespräch haben wir herausgefunden, dass ihr Hauptproblem das Naschen am Abend war. Wenn sie nach einem anstrengenden Tag im Büro müde nach Hause kam, verbrachte sie den Abend am liebsten vor dem Fernseher, um sich dort zu entspannen – und dabei zu naschen. Als ich sie fragte, was passieren würde, wenn sie das Naschen sein ließe, sagte sie zu mir: „Das kann ich nicht. Ich brauche irgendetwas Essbares, das ich in den Mund stecken kann, das beruhigt mich." Margaret hatte den Mut, genauer hinzuschauen, warum sie am Abend fast zwanghaft naschen musste. Im Laufe der Arbeit mit ihr stellte sich heraus, dass sie ihren Job zwar liebte, aber es nicht schaffte, „Nein" zu sagen und Grenzen zu setzen. Sie wollte nett sein und von ihren Kolleginnen gemocht werden. Sie nahm alle problematischen Fälle an, die man ihr zuschob, um diese Ziele zu erreichen. Eigentlich arbeitete sie für zwei, kein Wunder, dass sie am Abend ausgepowert war. Zudem war sie ziemlich unglücklich in ihrer Beziehung, ihr Freund war rücksichtslos und wertete sie ständig ab. Obwohl auch er übergewichtig war und sich hauptsächlich von Burgern ernährte und Cola trank, belächelte er ihre Versuche, abzunehmen. Essen war für Margaret zum Trostpflaster geworden, das sie vorübergehend ablenkte und das ihr dabei half, ihre schwierige Situation durchzuhalten. Nach und nach schaffte sie es, mehr zu sich zu stehen und selbstbewusster zu werden. Sie begann im Büro Grenzen zu setzen und sich nicht alles zuschieben zu lassen. Es war nicht leicht für sie zu lernen Nein zu sagen, denn nun war sie nicht mehr stets die „Liebe und Nette". Sie hielt durch, begann stärker zu werden und verschaffte sich Respekt bei ihren Kollegen. Auch in ihrer Beziehung änderte sich einiges – sehr zum Missfallen ihres Freundes. Der Drang, am Abend zu naschen, nahm ab und sie begann sich gesunde und leichte Speisen zuzubereiten, die ihr gut taten. Die Kilos purzelten dabei wie von selbst. Noch hat sie ihr Wunschgewicht nicht ganz erreicht, hin und wieder fällt sie in alte Muster zurück und greift zum Essen, wenn es mit ihrem Freund wieder einmal Streit gibt. Sie ist jedoch auf einem guten Weg und zufrieden mit ihren Fortschritten. Margaret hat zurückgefunden zu ihrer Gefühlswelt, dadurch verändert sich nicht nur ihr Essverhalten und ihr Körpergewicht, sondern auch ihr ganzes Leben. Ich bin sehr stolz auf sie.

Ich weiß, es tut oft weh und ist mitunter sehr unangenehm, sich seinen Gefühlen zu stellen. Wenn Essen nicht mehr als Trostpflaster herhalten kann, müssen wir selbst damit beginnen, uns zu trösten. Wir müssen uns auf die Suche nach anderen Möglichkeiten machen, um uns besser zu fühlen. Letztendlich wird es uns nicht erspart bleiben, uns nach und nach mit unseren Gefühlen auseinanderzusetzen. Diese Anstrengung wird tausendfach belohnt, denn die Gefühle führen Sie direkt zurück zu Ihrer Schönheit, zu Ihrer Vielfältigkeit, zu Ihrer Einzigartigkeit. Ich habe ja bereits erwähnt, dass jedes Gefühl, das auftaucht, etwas Bestimmtes anzeigt. Das bedeutet aber nicht, dass man jedes Gefühl analysieren und seinen Ursprung erfahren muss. Oft ist es ausreichend, ein Gefühl zuzulassen und es zu spüren. Haben Sie den Mut, sich Ihren Gefühlen gegenüber zu öffnen und sie fließen zu lassen. Haben Sie den Mut, absolut ehrlich zu sich zu sein: Wie oft haben Sie sich eingeredet, dass diese Tafel Schokolade gegen die schlechte Laune hilft? Hat Essen als Ersatz langfristig bei Ihnen funktioniert?

Offenheit gegenüber Gefühlen

Ab dem Moment, wo Sie beschließen, Essen nicht mehr als Alleströster zu verwenden, werden auch vermehrt die in Ihnen schlummernden Emotionen auftauchen. Emotionen, die irgendwann einmal nicht zugelassen und verdrängt wurden, ganz tief in Ihr Unbewusstes. Da verbrachten sie nun ihre Zeit, darauf wartend, irgendwann wieder an die Oberfläche zu kommen und gespürt zu werden. Diese Gefühle, die in Ihnen schlummern, können auch als „eingefrorene Gefühle" bezeichnet werden. Es wird Ihnen vermutlich nicht erspart bleiben, sich früher oder später damit auseinanderzu setzen. Denn oft zieht ein Gefühl, das wir nicht spüren wollen und verdrängt haben, ein Ereignis, das mit dem gleichen Gefühl verbunden ist, von außen an. Und dieses Ereignis präsentiert uns genau das, was wir selbst nicht bei uns erkennen können. Erst wenn wir uns ganz annehmen, mit all unseren Gefühlen, dann kann Heilung erfolgen. Diese Form des Aufspürens seiner eigenen vergrabenen Gefühle geht einher mit der Annahme des schweizer Psychiaters C.G. Jung, dass verdrängte Persönlichkeitsanteile in unserer Psyche als „Schatten" fungieren. Erst wenn wir diese „Schatten" ans Licht bringen, sind wir ganz und heil. Wer sich näher mit dieser Form der „Schattenarbeit" auseinandersetzen möchte, dem kann ich das Buch „Die dunkle Seite der Lichtjäger" von Debbie Ford sehr empfehlen.

Um das etwas besser verdeutlichen zu können, erzähle ich Ihnen ein Beispiel aus meiner Kindheit: Ich war in etwa fünf Jahre alt und in unserer Pfarre wurde ein Fest veranstaltet. Für die Kinder gab es einen großen Kaufmannsladen mit vielen bunten Lebensmitteln, kleinen Einkaufskörben und einer knallroten Registrierkasse aus Plastik zum Spielen. Es sah wunderschön aus, ich wollte unglaublich gerne mitspielen. Da ich ein sehr scheues Kind war, musste ich allen Mut zusammennehmen, um die dortige „Chefin", ein

Mädchen aus einer wohlhabenden Familie im Ort, zu fragen, ob ich auch mitmachen dürfte. „Nein!“, war ihre abfällige Antwort, während sie mich von oben bis unten musterte. Ich gehörte nicht zu den coolen Kindern aus dem Ort. Ich wohnte außerhalb, meine Eltern waren nicht reich und ich trug die abgelegten Sachen meiner älteren Geschwister. Ich war unendlich verletzt, wollte das aber nicht zeigen. Diese Kränkung des Abgewiesen-worden-Seins pflanzte sich wie ein Stachel in mein kleines sensibles Kinderherz. Es tat so weh, dass ich dieses Gefühl überhaupt nicht spüren wollte, ich fror es ein. Unendliche Male musste ich in meinem Jugend- und Erwachsenenleben das Gefühl des Zurückgewiesenwerdens erfahren, bis ich es für mich auflösen konnte. Ich konnte das Gefühl ziehen lassen. Es erforderte viel Innenschau und Arbeit an meinen eigenen „Schatten“. Jetzt habe ich nicht nur intellektuell, sondern auch mit meinem Herzen erkannt, dass ich gut genug bin, so wie ich bin. Ich bin in Ordnung, egal was andere von mir halten. Und so brauche ich jetzt diese Zurückweisung von außen nicht mehr erfahren. Denn ich weise mich selbst nicht mehr zurück, ich nehme mich an, so wie ich bin.

Wenn Sie in vielen Jahren Ihres Lebens Ihre Emotionen durch Essen hinuntergeschluckt haben, um sie nicht zu spüren, kann es sich anfühlen, als würden Sie die Büchse der Pandora öffnen. Was da herauspurzelt, kann wehtun: der Schmerz einer nicht verarbeiteten Jugendliebe, der Zorn, den Sie als Kind so heftig über das Verhalten Ihres Bruders gespürt haben, weil er von Ihren Eltern bevorzugt wurde, Trauer über das frühe Ableben Ihrer Lieblingstante, der Ärger über Ihren Chef, der Sie herablassend behandelt und bei dem Sie keine Möglichkeit sehen sich zu wehren, und vieles mehr. So viele Dinge werden auftauchen, die sich unangenehm anfühlen, die Sie traurig machen und schmerzen. Es wird anfangs nicht leicht sein, all diese hochkommenden Gefühle auszuhalten, ohne zur altbewährten Strategie – dem Essen – zu greifen. Doch mit jedem befreiten Gefühl wird es leichter werden und Ihr emotionales Feld wird sich klären, denn ohne Essen als Schmerzmittel kommen Sie wieder in Kontakt mit Ihrer Gefühlswelt. Nach und nach werden Sie lernen, Ihre Gefühle auf eine gesunde Art und Weise auszudrücken.

Stellen Sie sich folgendes Schema vor: Neben dem sichtbaren physischen Körper besitzen wir einen Mentalkörper, in dem alle Verhaltensweisen, Programmierungen und Muster gespeichert sind. Wir haben auch einen spirituellen Körper, der die Seele und ihre Aufgabe hier auf Erden beinhaltet, und wir besitzen einen Emotionalkörper, in ihm sind alle unterdrückten und nicht ausgelebten Emotionen gespeichert. Bei manchen Menschen befinden sich hier sehr viele verstrickte und dicht miteinander verknüpfte Gefühlsfäden. In ihnen ist viel Schmerz und Leid gespeichert, sodass diese Menschen mit einem schweren emotionalen Rucksack durch die Welt gehen. Beschließen sie ihre unterdrückten Emotionen zu befreien, sie zu fühlen und sie loszulassen, wird sich auch ihr Leben bald leichter und freier anfühlen. Wollen sie jedoch weiterhin ihre Wut, ihren Ärger und ihren Schmerz behalten, werden noch mehr von diesen negativen Gefühlen in ihr Leben ziehen.

Das Zulassen der Gefühle ist oft schwierig, denn die meisten Menschen wollen Leid an sich vermeiden und Freude spüren. Das Aufarbeiten und Loslassen Ihrer gespeicherten Gefühle ist jedoch der Schlüssel zu einem ausgeglichenen und freudvollen Leben. Gehen Sie es langsam an und haben Sie vor allem keine Angst vor Ihren Gefühlen. Sie sind nicht schlecht oder böse, Gefühle gehören zu Ihrem Leben einfach dazu.

Wann immer Sie spüren, dass ein Gefühl in Ihnen hochsteigt, atmen Sie in es hinein. Geben Sie dem Verlangen, nach Essen zu greifen, nicht nach. Verschaffen Sie dem

Gefühl Raum, lassen Sie es da sein. Dadurch wird es sofort an Intensität verlieren. Möchte es Ihnen etwas sagen? Worum geht es? Was hat dieses Gefühl ausgelöst? Atmen Sie ruhig, bleiben Sie in Ihrem Körper zentriert und hören Sie auf mögliche Antworten. Je mehr Sie gegen das Gefühl ankämpfen, desto mehr wird es sich an Sie klammern. Je weniger Sie sich gegen das Dasein dieses Gefühls wehren, desto schneller wird es Sie wieder verlassen. Im folgenden Kapitel werde ich Alternativen beschreiben, wie Sie mit dieser neuen Herangehensweise zu Ihren Gefühlen im Alltag umgehen können, denn das ist keineswegs einfach.

Das Loch im Herzen stopfen

Ich war Mitte 20 und schwer verliebt. Auf einem Kreuzfahrtschiff, auf dem ich als Barstewardess gearbeitet hatte, hatte ich einen Traumtypen kennen gelernt. Er war groß und blond und hatte wunderschöne blaue Augen. Malte war Schwede und arbeitete im Casino. Für mich war er die große Liebe. Mit jedem Tag, den ich mit ihm verbrachte, wurde unsere Verbindung inniger und intensiver.

Nach sechs gemeinsamen Monaten auf dem Schiff waren unsere beiden Verträge zu Ende. Ich stieg an einem Apriltag in Venedig aus und fuhr zurück nach Österreich. Malte blieb noch eine Woche, um alle Abschlussarbeiten durchzuführen. Anschließend verbrachten wir ein paar wunderschöne Tage in Wien. Malte musste jedoch nach Stockholm zurück und wir begannen eine Fernbeziehung zu führen. Er war den Sommer über in Schweden und ich arbeitete in Griechenland als Reiseleiterin. Danach heuerte er wieder auf einem Schiff an, während ich in Wien war. Zwischendurch trafen wir uns an den verschiedensten Plätzen in Paris, Athen und Stockholm. Wir schrieben uns Briefe und telefonierten oft miteinander. Jedes Mal, wenn wir uns wiedersahen, hatte ich großes Herzklopfen. Jedes Mal, wenn wir uns trennten, weinte ich bitterlich.

Meine Freunde mochten ihn nicht besonders. Er war ihnen zu eingebildet, trank zu viel Bier und ließ keinen so richtig an sich heran. Mir war das egal. Ich liebte ihn und wollte den Rest meines Lebens mit ihm verbringen, egal wo das sein würde. Ich war bereit ihm überall hin zu folgen.

Nach zwei Jahren Fernbeziehung bekamen wir die Möglichkeit, gemeinsam nach Florida zu gehen und von Fort Lauderdale aus auf einem Kreuzfahrtschiff im Casino zu arbeiten. Malte verbrachte den Sommer bei mir, im September wollten wir dann losstarten. Doch dann kam die große Tragödie: Malte erfuhr, dass die Firma, für die wir hätten arbeiten sollen, verkauft wurde. Damit hatten wir auch keine Jobs mehr. Aus war der Traum vom gemeinsamen Leben. „Wir finden schon etwas anderes", beruhigte mich Malte. Ich war nicht so optimistisch. Was sollte aus uns werden? Malte fühlte sich in Wien nicht wohl, er zog sich zurück und wurde immer verschlossener. Manchmal saß er nur da und starrte vor sich hin. „Wir werden schon was finden", wiederholte er immer wieder, wenn ich ihn darauf ansprach. Aber so richtig heran kam ich nicht mehr an ihn. Mir blutete das Herz, denn alles, was ich wollte, war, mit ihm glücklich zu sein. Ich liebte ihn so sehr, dass es fast schmerzte.

Dann bekam Malte Zahnschmerzen und musste nach Stockholm zu einer Wurzelbehandlung. „Sobald ich weiß, wie lange es dauert, melde ich mich", versprach er beim Abschied. Ich begleitete ihn diesmal nicht zum Flughafen, denn ich wollte nicht schon wieder eimerweise Tränen vergießen, wenn ich ihn durch die Passkontrolle verschwinden sah. Drei Tage später kam ein Brief. Erwartungsvoll öffnete ich ihn. Darin stand mit seiner klaren Handschrift und in knapp gehaltenen Worten geschrieben: „Ich komme nicht zurück, es ist aus. Ich kann dir auch nicht den Grund dafür erklären. Es ist nicht deine Schuld.“

Ungläubig las ich immer wieder diese Worte. Ich stand unter Schock, ich konnte es nicht fassen. Regungslos saß ich am Sofa. Er kam nicht zurück! Ich würde meine große Liebe nie wieder sehen. Aus und vorbei, das war das Ende. Ich war zu schockiert, um zu weinen. Ich saß einfach nur da. Mein Bruder und meine Freundin schauten vorbei. Wortlos reichte ich ihnen den Brief. „Ist eh besser so“, meinten sie, „er hat nicht zu dir gepasst, du hast etwas Besseres verdient“, versuchten sie mich zu trösten. Der Schmerz über meine zerbrochene Liebe war unendlich groß, aber ich wollte ihn nicht spüren. Er war zu heftig. Ich konnte nicht einmal schlucken, mein gesamter Brust- und Halsbereich war wie gelähmt.

Ich aß Glasnudeln mit Butter und Sojasauce, es waren sehr viele Glasnudeln mit sehr viel Butter. Das Schlucken ging besser. Oh, wie gut diese Glasnudeln hinunterrutschten, meinen Magen füllten, mich wärmten und mich alles vergessen ließen! Das viele Essen benebelte mich so schön, dass es mich an nichts anderes denken und nichts anderes spüren ließ. Es hielt mich am Leben, hüllte mich ein wie eine warme Decke und ließ mich vergessen, dass ich meine große Liebe verloren hatte. Was machte das Leben noch für einen Sinn? Mit dem Essen versuchte ich, das Loch in meinem Herzen zu stopfen.

Es dauerte Monate, bis ich es mir erlaubte, diese immense Traurigkeit über das Ende der Beziehung zu spüren. Ich ging freudlos meinem Alltag nach, arbeitete, begann zu studieren und verdrängte weiterhin den Schmerz. Nach vielen langen Wochen des Rückzugs begann ich mich wieder zu öffnen und ging unter Leute. In meiner besten Freundin Tara fand ich eine wunderbare Zuhörerin, die sich in unendlicher Geduld immer wieder und wieder meine schmerzvolle Geschichte anhörte. Während wir gemeinsam im Park laufen gingen, redete ich mir alles von der Seele – das tat mir unendlich gut. Ich bin ihr heute noch dankbar für ihr Mitgefühl und ihr wertfreies Zuhören. Als ich damit begann, mich mit der Heilung meiner Gefühle auseinanderzusetzen, kam der Schmerz wieder hoch. Nach und nach legte ich diese intensiven Gefühle des Schmerzes und der Trauer frei. Ich erlaubte es mir zu weinen, ich erlaubte es mir zu trauern. Ich hatte meine große Liebe verloren. Ich weinte noch mehr, ich trauerte noch mehr, während die unter einer angegessenen Fettschicht vergrabenen Gefühle hochkamen. Mit der Zeit wurde der Schmerz weniger, ich gab mir genügend Zeit dafür. Genau genommen vergingen über zwei Jahre, bis ich dem Leben wieder mit mehr Freude und Optimismus begegnen konnte. Ich fasste schließlich auch Hoffnung, dass vielleicht doch noch ein anderer Mann für mich interessant werden könnte. Es fühlte sich gut an.

Ein gewisser Restschmerz blieb dennoch für sehr lange Zeit. Heute ist die Wunde von damals vollständig geheilt. Manchmal denke ich an Malte und an die schöne Zeit, die wir gemeinsam hatten, an unsere unschuldige und schöne Liebe. Ich weiß nicht, warum er mich damals verlassen hat, aber das interessiert mich mittlerweile auch nicht mehr. Ich habe damit abgeschlossen. Was bleibt, ist die Erfahrung, und dafür bin ich dankbar. Ich habe gelernt, dass Essen zwar vorübergehend den Schmerz überdeckt und ihn lindert, aber auch, dass Essen nicht die Lösung ist.

Aber es tut so weh!

Einige Zeit nach Malte habe ich eine weitere langjährige Beziehung hinter mich gebracht. Sie war intensiv, aufregend, mit vielen schönen Momenten und sie gab mir Geborgenheit. Mit der Zeit spürte ich aber, dass ich mich dabei immer mehr von mir entfernte. Die Träume, die ich für mein Leben hatte, begannen zu verblassen. Was war aus meinen Visionen geworden? Ich fühlte mich zunehmend unfrei, abhängig und nicht verstanden. Ich war dabei, mich selbst zu verlieren. Nach vielen inneren Kämpfen beendete ich die Beziehung. Ich war unendlich traurig darüber, dass ich diesen Schritt tun musste, aber ich konnte nicht anders. Der Schmerz war groß – auf beiden Seiten. Es dauerte eine ganze Weile, bis ich mich von der Trennung von diesem Mann, den ich so sehr geliebt hatte, erholte. Zurück blieb die Angst, mich nie wieder verlieben zu können.

Letzten Frühling traf ich dann ihn: den perfekten unperfekten Mann. Auf den ersten Blick fiel mir Claus gar nicht auf. Doch je näher ich ihn kennenlernte, desto mehr fühlte ich mich zu ihm hingezogen. Er hatte kurzes, dunkles Haar, strahlend blaue Augen, den schönsten Mund der Welt und ein Grübchen am Kinn. Er war süß auf eine unbeholfene Art und stark und zärtlich zugleich. Irgendwie war er dann aber doch ein bisschen zu unperfekt. Bei unserem dritten Treffen gestand er mir, dass er mit einer Frau zusammenlebte – und das schon seit über acht Jahren. Für mich war es jedoch zu spät, ich hatte mich Hals über Kopf in diesen Typen verliebt. Hatte ich nicht auch ein bisschen Glück verdient? Da war endlich jemand, der mich faszinierte, und ich wollte mit ihm die Liebe genießen. „Egal“, dachte ich mir, „riskiere es, er ist sicher eine Erfahrung wert und im Leben geht es doch um Erfahrungen, oder?“, so versuchte ich mein etwas schlechtes Gewissen zu beruhigen.

Die wenigen Stunden, die ich mit ihm verbringen konnte,

waren gefüllt mit interessanten Gesprächen, viel Spaß und viel Zärtlichkeit. Es waren unbeschwerte Tage. Ich lebte im Augenblick und genoss die Zeit mit ihm, ohne großartig über unsere Beziehung nachzudenken. Ich war verliebt, alles andere war unwichtig. Meine Gefühle für ihn wurden dabei allerdings immer intensiver, es begann weh zu tun.

Es tat weh, dass er am Wochenende keine Zeit für mich hatte. Es tat weh, wenn er in belanglosen Gesprächen immer wieder von „ihr" erzählte. Es tat ganz einfach weh, den Menschen, den ich liebte, mit einer anderen Frau teilen zu müssen. Worauf hatte ich mich da nur eingelassen? Claus hatte mir von Anfang an klargemacht, dass seine Beziehung zwar nicht mehr richtig funktionierte, aber verlassen wollte er seine Freundin auch nicht. Ich hatte eingewilligt, gegen den unglaublichen Liebeskummer, der sich dennoch in mir breit machte, konnte ich aber nichts tun.

„Wenn es dir mehr weh tut, als es schön für dich ist, dann musst du gehen!", meinte Claus, als ich mit ihm darüber sprach. Das war eine klare Aussage. Ich wollte nicht gehen. Er war cool, sexy und witzig und hinter seiner oft zynischen Art verbarg sich eine große Sensibilität. Er war so anders als ich, durch ihn hatte ich meine Leichtigkeit wieder zurückgewonnen. Ich lernte von ihm weniger zu denken, mehr zu genießen und dem Leben mit mehr Unbekümmertheit entgegenzutreten.

Im August fuhr er für drei Wochen auf Urlaub, wir hatten daher beide Zeit, um darüber nachzudenken, wie es mit uns weitergehen sollte. In dieser Zeit fiel mir ein Buch von Susanne Kubelka in die Hände. Darin beschrieb sie, wie man mit Liebeskummer umgeht, sie nannte das die „Land-Ahoi-Methode". Wenn man einen Mann vergessen wollte, solle man sich vorstellen, dass jeder Gedanke an ihn eine Unkrautpflanze ist, die im Gehirngarten wuchert. Dieses Unkraut solle man dann herausziehen und sagen:

„Land-Ahoi! Ich bin bereit für neue Abenteuer und neue Männer.“ Ungefähr so ging diese Methode, ich wollte sie gleich ausprobieren, wenn die Beziehung zu Ende gehen würde. Insgeheim wünschte ich mir aber, dass es eine andere Möglichkeit gäbe, damit wir zusammenbleiben könnten.

Anfang September sahen wir uns wieder. Claus hatte tatsächlich über uns nachgedacht und er war zu dem Entschluss gekommen, dass eine Trennung von mir das Vernünftigste sei. Für ihn gab es keine andere Lösung. Seine Freundin machte ihm teure Geschenke zum Geburtstag, ich backte ihm Kuchen. Er wohnte mit ihr in einer schönen Wohnung und profitierte von Gratisflügen und alles, was ich ihm bieten konnte, war meine aufrichtige Liebe. Das war nicht genug. Ich verstand ihn, hatte ich doch auch jahrelang sorglos in der Bequemlichkeit einer Partnerschaft gelebt. Wir beschlossen Freunde zu bleiben. „Ist auch besser so“, meldete sich mein Verstand, dennoch fühlte ich mich zutiefst gekränkt, als ich von unserem Treffen im Park nach Hause fuhr. Ich war abgelegt worden wie ein zu klein gewordenes Kleidungsstück.

Als ich nach dem Treffen im Park wieder nach Hause zurückkam, war er da, der Schmerz. Er traf mich mit voller Wucht. Ich weinte den ganzen Abend. Ich weinte die ganze Nacht. Ich weinte um diese verlorene Liebe und um alle vorhergegangenen Lieben. In den kommenden Tagen sperrte ich mich zu Hause ein. Ich wollte niemanden sehen und mit niemandem reden. Ich fühlte mich wie ein kleines Kind: schutzlos, verlassen, verängstigt, alleine gelassen, zurückgewiesen. Szenen aus meiner Jugend tauchten immer wieder in meinen Gedanken auf und mit ihnen alle Männer, die mich je verlassen und enttäuscht hatten. Mein Schmerz war groß, er stieg aus den Tiefen meines Seins auf. Mein Herz war gebrochen. Alte Wunden, schon längst verheilt geglaubt, waren wieder aufgerissen. In meinen Gedanken erschien auch Malte, er war ja ebenfalls gegangen und hätte kein Leben mit mir zusammen führen wollen.

Ich ließ den Schmerz zu und die Trauer da sein. Ich konzentrierte mich auf meinen Körper, spürte ihn, atmete tief. Alle Gefühle durften aus mir herausfließen. Ich brauchte keine Schokolade, keine Eiscreme und keine Nudelberge, um mich zu trösten – so wie früher sehr wohl. Ich wusste, dass Essen meinen Kummer nicht lindern konnte. Ich wollte nichts mehr hinunterschlucken, ich wollte heilen. Wie eine Mutter es mit ihrem Baby macht, so nahm ich mich liebevoll in die Arme, während die traurigen Gefühle an die Oberfläche schwappten.

Nach ein paar Wochen nahm die Intensität des Schmerzes ab. Ich konzentrierte mich wieder auf andere Dinge, traf meine wunderbaren Freundinnen, aß gut, machte viel Sport und nahm mir genug Zeit, um mich zurückzuziehen und mich auszuruhen. Ich schluckte Bachblüten und hielt mich viel in der Natur auf. Auch die „Schiff-Ahoi-Methode“ versuchte ich, aber sie funktionierte nicht wirklich bei mir. Unkraut in meinem Gehirn zu haben kam mir ein bisschen eigenartig vor und die ganze Zeit zu jäten war mir einfach zu mühsam.

Wann immer traurige Gefühle hochkamen, ließ ich sie da sein. Ich hieß sie willkommen, gab ihnen Raum und versuchte nicht sie zu verdrängen. Ich spürte den Schmerz, atmete in ihn hinein und ließ ihn dann ganz sanft los. Langsam, ganz langsam, als sich das Jahr dem Ende neigte, merkte ich, dass sich die Schwere langsam verabschiedete. Der Kummer hatte sich aufgelockert und unter ihm begann die Lebensfreude wieder durchzuleuchten. Zuerst leuchtete sie nur ganz leicht und war kaum zu erkennen, dann verstärkte sich das Leuchten und wusch die Reste der dunklen Gedanken weg.

Während die Dezembertage immer dunkler wurden, wurde meine innere Dunkelheit abgelöst von einem Gefühl des Friedens und der Ausgeglichenheit. Die Umgebung um mich herum schien klarer, so als wäre sie reingewaschen worden. Die Decke der Trauer, die mich seit der Trennung von Claus eingehüllt hatte, war verschwunden, der Schmerz hatte sich aufgelöst. Mein Herz war wieder ganz, so als wäre es neu zusammengesetzt worden, die alten Wunden waren geheilt. Ich spürte eine tiefe Dankbarkeit für die Erfahrung der vergangenen Monate. Kein Groll und keine schlechten Gefühle waren übrig geblieben. Ich konnte das Jahr abschließen, es gut sein lassen und hatte die Vergangenheit endlich losgelassen. Sie war vorbei, sie war gelebt. Ich war bereit leichtfüßig und neugierig nach vorne zu schreiten, mit viel Freude und Leidenschaft zu schauen, was mir das Leben noch an Geschenken bringen würde.

Und das Allerbeste: Die Schokolade war im Supermarkt geblieben und nicht auf meine Hüften gewandert. Ich hatte meinen Kummer gespürt und geheilt und ihn nicht mit Essen hinuntergeschluckt. Ich fühlte mich unbeschreiblich gut.

Es ist wichtig, dass wir die Wunden unserer Vergangenheit heilen. Es ist wichtig, dass wir verzeihen, uns selbst und den Menschen, die uns Schmerzen zugefügt haben, aus welchem Grund auch immer. Auch sie sind oft gefangen in ihren eigenen Herausforderungen. Groll über vergangene Ereignisse und Menschen bringt uns nicht weiter, Berge von Eiscreme auch nicht. Wenn wir unsere Vergangenheit als das betrachten, was sie ist, nämlich als abgeschlossen, dann können wir frei unsere Gegenwart leben und unsere Zukunft gestalten.

Und was nun? Erste Hilfe und Alternativen

Das Beachten von Gefühlen klingt vielleicht sogar ganz einfach. „Gefühle zu achten – das wird wohl keine Problem sein“, haben Sie vielleicht am Anfang gedacht. Doch dieser Schritt, so banal er auch klingen mag, ist sehr wichtig, denn nicht gelebte Gefühle hindern uns daran, ein gesundes Essverhalten dauerhaft beizubehalten.

Wenn man nicht mehr essen möchte, wenn die Gefühle beginnen Hochschaubahn zu fahren, stellt man sich vermutlich relativ rasch die Frage, welche Alternativen es dazu gibt. Gibt es einfache Tipps, um die kritischen Momente zu überstehen, wenn der emotionale Hunger anklopft?

Ja, die gibt es. Wenn die Lust zum Essen Sie überfällt, Sie aber wissen, dass Sie nicht hungrig sind, ist die erste mögliche Maßnahme ein tiefes Durchatmen. Wie schon in den vorigen Kapiteln erwähnt, bringen Sie mit Ihrem Atem Ihr Bewusstsein wieder in den jetzigen Moment und Ihre Aufmerksamkeit zurück in den Körper. Atmen Sie tief ein und aus und beobachten Sie dabei, wie die Lust auf Essen, die sich in Ihnen ausgebreitet hat, an Intensität verliert und abflaut. Vielleicht steckt dahinter ein anderes Gefühl, das auch gespürt werden möchte. Geben Sie ihm Raum. Atmen Sie, konzentrieren Sie sich auf Ihren Körper und spüren Sie, wie der Atem durch Sie hindurchfließt, spüren Sie Ihre Arme, Ihre Beine und Ihren Brustkorb.

Mit dieser Methode verschwindet in der Regel der erste Drang zu essen und Sie können nach Alternativen suchen, nach allem, was Sie tun können, anstatt zu essen. Es ist sehr sinnvoll, wenn Sie sich in einer ruhigen Minute hinsetzen und eine ganz persönliche „Erste-Hilfe-Liste“ erstellen. Schreiben Sie alles auf, was Ihnen in den Sinn kommt. Es gibt viele Möglichkeiten und nach einigem Nachdenken werden Sie vielleicht auf Dinge kommen, an die Sie schon lange nicht mehr gedacht haben. Sie können Ihre Liste auch nach Maßnahmen gliedern, die nur kurz, zum Beispiel fünf Minuten, dauern – wenn Sie z.B. im Büro sind – oder längere Zeit in Anspruch nehmen und daher eher in Ihrer Freizeit, an den Wochenenden und im Urlaub geeignet sind.

Meine persönliche Liste beinhaltet unter anderem folgende „Erste-Hilfe Maßnahmen" ...

Wenn ich wenig Zeit habe:

- Vor dem geöffneten Fenster atmen,
- für fünf Minuten in einen anderen Raum gehen,
- einige kurze Dehnungsübungen durchführen,
- langsam ein Glas Wasser trinken,
- die Hände waschen,
- in den Spiegel blicken und sagen: „Alles ist ok!", oder
- für einige Minuten die Augen schließen und an etwas Schönes denken.

Wenn ich viel Zeit habe:

- Einen Spaziergang machen,
- mit meiner Freundin telefonieren,
- Musik hören oder meditieren,
- lesen,
- einen Film anschauen,
- Sport betreiben oder
- in ein Kaffeehaus gehen.

Die „Erste-Hilfe-Alternativen" sind eine erste und vorläufige Lösung. Damit Sie auch langfristig Ihr Essverhalten umstellen und beibehalten können, müssen Sie jedoch genau darauf achten, was hinter Ihrem Drang zu essen steckt und wie Sie eine langfristige Lösung herbeiführen können.

Kehren wir noch einmal zu meiner Klientin Margaret aus dem Kapitel II zurück. Margaret sitzt nach dem Abendessen oft vor dem Fernseher und verspürt Lust auf Schokolade. Aber anstatt, wie früher, ihrem Drang nachzugehen, schließt sie die Augen und atmet tief ein und aus. Sie spürt ihren Körper und atmet ganz bewusst und tief weiter. Nach zirka drei Minuten ist der Drang, etwas zu essen, abgeflaut und sie spürt meist eine Unzufriedenheit und Spannung in sich hochkommen. Wenn das passiert, dann holt sie sich ihre „Erste-Hilfe-Liste" und sieht sie durch. „Ein Schaumbad wäre fein", denkt sie sich dann vielleicht. „Da kann ich mich richtig entspannen und den Stress des Tages loslassen." Sie füllt ihre Badewanne mit warmem Wasser, gießt eine duftende Lavendelessenz hinein und gleitet voller Wonne in das warme Nass. Während sie die wohlige Wärme genießt, lässt sie ihre Unzufriedenheit so richtig an die Oberfläche tauchen. Sie nimmt sich viel zu wenig Zeit für sich selbst und tut alles immer nur für die anderen, damit diese glücklich sind. Aber was ist mit ihr? Es ist an der Zeit, hier etwas zu verändern. Vielleicht sollte sie mit dem Chef reden, damit er ihren Arbeitsbereich klar abgrenzt, und ihrem Freund wird sie vorschlagen, endlich wieder etwas gemeinsam zu unternehmen. Sie möchte einmal so richtig ausgehen und mit ihm über ihre Beziehung sprechen. Irgendetwas läuft da nicht mehr richtig, worum es sich dabei handelt, möchte sie gemeinsam mit ihm herausfinden. Margaret fühlt sich schon viel besser, auch die Lust zu essen ist während des Bads völlig verschwunden.

Ersatzdroge Schreiben

Schreiben Sie gerne? Ich schreibe seit meiner Jugend Tagebuch, da konnte ich immer alles aufschreiben, was mich belastete, es war ein Freund, der mir gut zuhören konnte und mich nicht mit guten Ratschlägen nervte. Ich versteckte das jeweilige Tagebuch immer, denn ich wollte ja nicht, dass es irgendjemand liest. Niemand sollte wissen, wie schlecht ich mich fühlte, wie sehr ich mich mit Selbstzweifeln, Minderwertigkeit und dem ersten Liebeskummer herumplagte. Waren ein paar Tagebücher voll geschrieben, zerriss ich sie und warf sie weg. Ich wollte sie nicht aufheben. Ich hatte meine tiefsten Gefühle zu Papier gebracht, das alleine reichte in der Regel schon aus, um mich besser zu fühlen. Wenn schreiben nicht mehr ausreichte, um mich besser zu fühlen, war Essen mein Seelentröster.

Damals war mir noch nicht bewusst, wie wertvoll Schreiben für mein emotionales Gleichgewicht und für mein Essverhalten war. Ich schrieb, wenn ich traurig war, aber viel öfter noch griff ich zu Süßigkeiten. Ich wusste nicht, wie ich besser damit umgehen könnte. Wenn ich mich heute in dieses Mädchen, das ich damals war, hineinfühle, empfinde ich großes Mitgefühl. Ich war auf dem Weg zum Erwachsenwerden und niemand sagte mir, wie das ging. In der Schule lernte ich es nicht und meine Eltern hatten andere Sorgen. Sie kümmerten sich um meine kleinen Geschwister. Wie sollten sie auch wissen, wie Erwachsenwerden funktioniert? Sie hätten sich auch nicht in mich hineinfühlen können. Ich war so anders als sie, mit ganz anderen Vorstellungen vom Leben und so vielen Träumen und Plänen. Meine Eltern taten ihr Bestes, ich tat mein Bestes, aber erwachsen zu werden ist wirklich schwierig, da kann man sich noch so sehr bemühen, sein Bestes zu geben.

Dieses Mädchen bin ich nicht mehr. Ich bin erwachsen und habe oft auf schmerzhafte Weise gelernt, dass ich alleine die Verantwortung für meine Entscheidungen und mein Verhalten trage – auch für mein Essverhalten. Wenn ich mich dazu entscheide, eine ganze Tafel Milchschokolade zu essen, muss ich auch die Konsequenzen tragen. Nämlich, dass ich damit meinen Blutzuckerspiegel durcheinanderbringe und mich dann sowohl körperlich als auch psychisch schlecht fühle. Wenn ich meine morgendliche Meditation ausfallen lasse, weil ich länger im Bett bleiben möchte, verliere ich tagsüber meine Klarheit. Wenn ich nicht regelmäßig Bewegung mache, weil ich dazu zu faul bin, büßt mein Körper seine Fitness ein. Jede Erfahrung hat mich näher zu mir gebracht. Ich würde heute nicht da stehen, wo ich bin, hätte ich mich nicht so intensiv damit auseinandergesetzt, und das war es definitiv wert. So kann ich anderen Menschen dabei helfen, wieder einen gesunden und genussvollen Zugang zu ihrem Essverhalten zu finden, eben weil ich selbst diesen Weg gegangen bin.

Heute ist Schreiben mein Refugium, mein Ausdruck und mein Heilmittel. Ich schreibe mir alles von der Seele, was mich beschäftigt, was mich berührt und bewegt. Ich werfe meine Tagebücher noch immer weg, wenn sie voll sind, aber heute verbinde ich es mit einem Ritual. Ich stelle mir dabei vor, wie ich diesen Teil meiner Geschichte abschließe. Ich zerreiße die Seiten ganz klein und visualisiere, wie sich die Buchstaben auf dem Papier auflösen und verschwinden. Damit kann ich die Vergangenheit in Frieden loslassen, denn ich will sie nicht mit mir herumschleppen.

Heute schreibe ich, anstatt zu essen. Wann immer ich mich unrund fühle und ich mir die Zeit nehmen kann, setze ich mich bequem hin, atme einmal tief durch, nehme meinen Lieblingsfüller und beginne zu schreiben. Ohne viel nachzudenken, lasse ich den Füller über das Papier gleiten. Ohne Pause, ohne abzusetzen. So kann ich mich freischreiben, dabei meine Gedanken entwirren und meine

Gefühle ausdrücken. Ich lese es dann gar nicht durch, erst später, nach einigen Tagen oder Wochen oder bevor ich wieder ein Tagebuch entsorge, der Akt des Schreibens an sich ist schon heilsam, da braucht es gar nicht mehr Aufwand.

Eine Zeit lang, als Essen bei mir noch nicht komplett an Zwanghaftigkeit verloren hatte, führte ich ein Ernährungstagebuch. Darin schrieb ich alles auf, was ich den ganzen Tag über gegessen hatte. Dadurch beschäftigte ich mich die ganze Zeit mit Essen und Nichtessen. Der Tag war dann erfolgreich für mich, wenn ich vernünftig und gesund gegessen hatte, und ein Desaster, wenn ich über die Stränge geschlagen hatte. Den Tag aufgrund dessen, was ich esse, zu bewerten ist heute für mich nicht mehr passend. Es verengt meine Sichtweise und lässt mich die Gesamtheit der Erfahrungen, die ich machen kann, nicht wahrnehmen. Durch das Aufschreiben und Überwachen sowie Bewerten nahm Essen viel zu viel Platz in meinem Leben ein – ungesund viel Platz.

Das Führen eines Ernährungstagebuchs kann aber auch der Einstieg in das Schreiben sein, ich verurteile es daher nicht prinzipiell. Aufzuschreiben, was man isst, macht einen bewusst dafür, was vor allem dann ein unschätzbarer Vorteil ist, wenn man häufig nebenher isst und dabei gar nicht mitbekommt, wie viel man überhaupt zu sich nimmt. Schon mit dem Schreiben alleine beginnt man, einen besseren Zugang zu den Gefühlen zu finden. Sie können auch aufschreiben, wie Sie sich vor und nach dem Essen gefühlt haben. So können Sie erkennen, ob eine Verbindung zwischen den Emotionen und Ihrem Essverhalten besteht. Wenn Sie dann in Ihrem Zugang zum Essen bewusster geworden sind, können Sie aufhören aufzuschreiben, was Sie täglich essen. Sie können dann dazu übergehen, zu notieren, warum Sie gegessen haben, obwohl Sie gar nicht hungrig waren, oder warum Sie etwas essen möchten. Dabei sollten

Sie nicht beschönigend schreiben, sondern sich wirklich Ihre tiefsten Empfindungen von der Seele schreiben. Wichtig sind dabei Gefühle, Träume und Pläne. Sie können über die eigenen Ängste und darüber, was Sie sich noch alles vom Leben erwarten, schreiben, über Hoffnungen und Zweifel. Dabei sollten Sie ganz konkret bleiben, festhalten, was Sie ändern möchten und was Sie jetzt in diesem Augenblick schon ändern können. Man kann beim Schreiben wunderbar loslassen, was man nicht mehr braucht. Wenn Sie diese Methode ausprobieren möchten, kaufen Sie sich heute noch ein hübsches Tagebuch und einen schönen Stift dazu und beginnen Sie zu schreiben. Schreiben Sie sich ein neues Leben herbei. Schreiben Sie, anstatt zu essen.

VI. Der Kampf mit dem Körper

Der Körper: Kriegsschauplatz oder Blumengarten?

Es ist für mich immer wieder erschreckend zu sehen und mitzuerleben, wie lieblos manche Menschen mit ihrem Körper umgehen. Besonders Frauen sind hier Weltmeisterinnen in Bezug auf die schlechte Behandlung ihres Körpers. Von einigen wird richtiggehend ein Kampf geführt: gegen die scheinbar überflüssigen Fettpolster, gegen die Falten, gegen den nicht so wohlgeformten Po oder den Busen. Im Kampf gegen das unliebsame Körperfett werden immer wieder neue Diäten erfunden und gegen die erschlaffte Muskulatur wird Fitnesstraining verordnet. Wenn gar nichts mehr hilft, wird das Messer angesetzt und unliebsame Körperteile werden weggeschnipselt. Es herrscht Krieg, gegen den eigenen Körper. Wie konnten wir es als Gesellschaft so weit kommen lassen? Und vor allem: Wer sagt uns, dass wir bei dieser Kriegsführung mitmachen müssen?

Die Werbung, die Mode, die Diät- und Fitnessindustrie, sie alle möchten uns weismachen, dass der Körper ein makelloses, immer perfekt aussehendes und mit den richtigen Maßen ausgestattetes Instrument ist. Die Werbung verkauft uns dabei eine Illusion – und viele fallen darauf herein. Vergleicht man die Körper der Werbung mit dem eigenen

Körper, kann man nur frustriert werden. Wir haben Körper mit Narben, roten Flecken und Falten. Aber so sind unsere Körper eben, sie sind kein Trugbild der Werbung, sondern aus Fleisch und Blut, warm, lebendig und atmend. Ist das nicht tausendmal besser?

Unser Körper ist etwas Wunderbares. Während wir uns um nichts kümmern, läuft er auf Hochtouren. Das Herz schlägt und pumpt Blut in den Kreislauf, unsere Lunge lässt uns atmen und versorgt Millionen von Zellen mit Sauerstoff und Nährstoffen. Sogar wenn wir schlafen, arbeitet der Körper, Nahrung wird verdaut und aufgespalten, Gewebe wird ab- und aufgebaut, Hormone werden produziert und verteilen als Botenstoffe Nachrichten im Körper. 24 Stunden pro Tag wird hier geleistet und getan – und das ohne unser bewusstes Eingreifen. Wir brauchen uns nicht darum zu kümmern, dass unser Herz regelmäßig schlägt. Wir können gar nicht vergessen zu atmen, das alles macht unser Körper. Ein Wunderwerk der Natur – Schöpfung in Perfektion. Wir haben einen perfekten Körper und wie danken wir es ihm? Durch ständiges Kritisieren und Abwerten, manchmal sogar durch Ablehnung oder – schlimmer noch – durch Hass auf bestimmte Körperteile oder den gesamten Körper.

Tatsache ist: Wir haben nur diesen einen Körper, wir sind mit ihm geboren und werden mit ihm sterben. Wir müssen mit diesem Körper leben – ob es uns gefällt oder nicht, er begleitet uns durch unser gesamtes Leben. Ohne Körper würde es hier kein Leben für uns geben. Er ist unser Fahrzeug, das uns durch unser Leben führt. Unsere Wohnung, in der wir unser ganzes Leben lang wohnen dürfen. Wir können nicht umziehen, denn hier ist unser Zuhause.

Ich fühle mich sehr wohl in meinem Körper. Je älter und erfahrener ich werde, desto inniger wird mein Verhältnis zu ihm, desto kostbarer und wunderbarer erscheint er mir und desto liebevoller behandle ich ihn. Auch wenn er nicht immer das tut, was ich möchte. Manchmal schmerzt er, manchmal ist er müde und lässt mich nicht arbeiten, dann braucht er Ruhe und Pflege. Je mehr ich mit meinem Körper zusammenarbeite und ihm das gebe, was er braucht, desto wohler fühle ich mich mit ihm.

Das war jedoch nicht immer so. In meiner Jugend fand ich mich zu dick. Ich hatte unreine Haut und hätte gerne einen flacheren Bauch und weniger Busen gehabt. Ich wünschte mir lange, blonde Locken anstatt meiner feinen, glatten Haare. Es gab eigentlich nichts, das ich nicht an ihm kritisiert hätte. Ich hatte weder Selbstbewusstsein noch ein gutes Körpergefühl. Manchmal hasste ich meinen Körper. Ich definierte mich über ihn. Wenn ich also meinen Körper hasste, hasste ich damit auch gleichzeitig mich.

Seit dieser Zeit der Selbstablehnung hat sich viel verändert. Das Leben hat mich gelehrt, in die Tiefe zu tauchen. Meine Erfahrungen haben mich dankbar werden lassen. Mit der Zeit freundete ich mich immer mehr mit meinem Körper an und konnte ihn immer klarer als das Wunderwerk sehen, das er ist.

Es ist an der Zeit, dass wir als Gesellschaft aufhören, unsere Körper zu bekämpfen. Ist es nicht viel schöner, den eigenen Körper als Blumengarten zu sehen? Wir sind diejenigen, die für diesen Blumengarten verantwortlich sind. Möchten wir nicht alle wunderschöne tiefrote Rosen, duftende Veilchen und strahlend gelbe Sonnenblumen in unserem Körperhaus wachsen lassen? Ein Blumengarten erfordert Pflege, Aufmerksamkeit, Zuwendung und ganz viel Liebe. Genauso wie unser Körper. Möchten Sie nicht auch den Kampf aufgeben und den Kriegsschauplatz in einen wunderschönen Blumengarten verwandeln?

Wahre Schönheit kommt von innen – oder?

„Wie ein Model siehst du nicht aus, aber du brauchst dich überhaupt nicht zu verstecken“, sagte mein Freund Max trocken, als ich ihn danach fragte, wie ihm mein Körper gefällt. Der gute Max, der seinen Bauchansatz mit Stolz trägt, bringt es auf den Punkt. Natürlich schaue ich nicht wie ein Model aus. Niemand tut das, nicht einmal die Models selbst. Die schauen erst dann so perfekt aus, wenn ihre Bilder für die Magazine retuschiert und verschönert wurden.

Ich bin nicht perfekt, habe keinen perfekten Körper und auch keine Modelmaße. Dafür habe ich zu viele Rundungen, zu klein bin ich auch, außerdem habe ich ein klitzekleines Muffin-Top. „Was ist das?“, fragt meine Schwester Paula, als ich ihr davon erzähle. „Ich kenne nur Spaghetti-Träger.“ Muffin-Top ist jener Speck, der sich am Bauch gerne ansammelt, und wenn man dann eine Hose anzieht, die in der Taille zu eng ist, könnte man treffenderweise Vergleiche zu einem Muffin in einer Papiermanschette herstellen. Mein kleiner Bauch stört mich nicht und ich finde diesen Ausdruck dafür sehr süß. „Du hast auch ein Muffin-Top, aber ein ziemlich großes“, sage ich zu Paula. Meine Schwester ist im sechsten Monat schwanger und über ihrer Hose wölbt sich ein prächtiger Bauch. Paula ist wunderschön mit ihrem Babybauch, sie geht mit einer großen Selbstverständlichkeit mit ihrem sich verändernden Körper um. Man erkennt sofort, dass sie sich sehr wohlfühlt. „Ja, aber mein Muffin kommt in drei Monaten auf die Welt“, kichert sie – und wir lachen.

Ich liebe meine Kurven und meinen nichtperfekten Körper, denn er ist meiner. Mein ganz besonderer, einzigartiger, wunderbarer, schöner Körper, der mich durchs Leben trägt. Manchmal in Turnschuhen und Jogginghosen, manchmal in High Heels und einem schicken Kleid – aber schön ist er immer. Ja, ich finde meinen Körper schön. Irgendwann wird er älter und faltiger sein, aber dann ist er noch immer schön, genauso wie jeder andere Körper, genauso wie Ihr Körper.

Gerade läuft im Fernsehen eine Dokusoap über die Welt der Schönheitschirurgie. Vor Kurzem habe ich mir eine Folge davon angesehen und war sehr betroffen, eigentlich sogar schockiert. Dem Zuseher wurde eine attraktive junge Frau mit langen dunklen Haaren und ebenmäßigen Gesichtszügen präsentiert. Sie war Yogalehrerin und beim Schönheitschirurgen, weil sie mit ihrem Profil nicht zufrieden war. In der Praxis des Chirurgen packte sie einige aus einem Societymagazin stammende Fotos aus. „Die Nase von Angelina Jolie hätte ich gerne", sagte sie mit einer sehnsüchtigen Stimme und zeigte dabei auf einen Papierschnipsel. „Und das Kinn von Madonna", fügte sie hinzu, „und meine Stirn möchte ich auch anders haben." Da war sogar der Beauty-Doktor überfordert. „Das geht nicht so, wie Sie sich das vorstellen", meinte er. „Das erfordert viele verschiedene Eingriffe und würde dann gar nicht zu Ihnen passen." Zum Schluss einigten sie sich darauf, nur die Nase zu operieren.

Man sah das Mädchen nach dem Eingriff im Krankenhausbett, mit einem dicken Verband und geschwollenem Gesicht. Der Arzt teilte ihr mit, dass die Schwellung erst in einem Jahr vollkommen zurückgegangen sein wird. Man konnte nicht wirklich erkennen, ob es einen Unterschied im Aussehen der Nase gab. „Ich weiß, wahre Schönheit kommt von innen", nuschelte die Yogalehrerin durch ihren Verband. „Aber ich habe unter diesem Profil so sehr gelitten." Wird sie sich nachher schön fühlen, wenn die Schwellung ganz zurückgegangen ist und sie ihr Profil wieder im Spiegel betrachten kann? Vielleicht ja, vielleicht nein. Mir gibt das jedenfalls sehr zu denken, Ihnen auch?

Kommt wahre Schönheit von innen oder von außen? Nun, Schönheit ist subjektiv. Was dem einen gefällt, ist für den anderen nicht schön und umgekehrt. Würde durch die äußere Hülle eines Menschen seine Persönlichkeit nicht durchscheinen, so würde man auf eine leere Verpackung blicken. Oft ist es aber auch so, dass viele Menschen, die sich gegen das vorgegebene Schönheitsideal wehren, ihre äußere Erscheinung zur Gänze vernachlässigen. Nach dem Motto „die innere Schönheit zählt" laufen sie im Schlabberlook, ungeschminkt und ungekämmt durchs Leben. „Wir wehren uns gegen diese Oberflächlichkeiten", sagen sie dann, während sie in ihre flachen Sandalen und in ihre handgestrickte farblose Jacke in Übergröße schlüpfen. Dass sie manchmal mit verstohlenem Neid auf ihre hübsch hergerichteten Artgenossen blicken, würden sie nie zugeben, denn: „Die sind ja alle so oberflächlich!"

Sich nicht einem Schönheitsideal zu unterwerfen, heißt daher auch nicht, dass wir dabei unsere äußere Erscheinung vernachlässigen sollen. Jeder möchte so gut wie möglich aussehen und sich in und mit seinem Körper wohlfühlen. Das ist ganz natürlich und lässt uns noch lange nicht oberflächlich sein. Denn innen und außen gehören zusammen, wie die beiden Seiten einer Münze. Beide Seiten zusammen machen uns aus, also wer wir sind. Sich nur mit den Äußerlichkeiten zu beschäftigen führt dazu, dass die Praxen der Schönheitschirurgen überfüllt sind und die Diätindustrie boomt. Seinen Körper zu vernachlässigen und ihn lieblos zu behandeln, so als wäre er ein funktionales Möbelstück, ist auch nicht die Lösung.

Ich besitze ein T-Shirt, auf dem steht: „Beautiful inside and outside", und ich denke, genau darum geht es auch. Ja, die wahre Schönheit eines Menschen liegt in seinem Inneren – und wird im Äußeren reflektiert. Jeder Mensch ist schön, egal ob er groß oder klein, mollig oder schlank, blond oder dunkelhaarig ist. Jeder von uns ist einzigartig auf seine ganz besondere Weise. Wenn wir das erkennen, können wir aufhören uns an äußeren Schönheitsidealen zu orientieren und einer vorgegebenen Norm entsprechen zu wollen.

Wir sind schön, wenn wir glücklich sind. Wir sind schön, wenn wir die Herausforderungen des Lebens mit Würde und Gelassenheit annehmen. Wenn wir mit Mitgefühl unserem Perfektionismus gegenübertreten und uns annehmen, so wie wir sind. Mit all unserer Unperfektheit und unseren vermeintlichen Fehlern.

Wir können immer nur bei uns selbst beginnen. Wenn wir uns selbst lieben, unseren Körper pflegen und ihn liebevoll behandeln, fühlen wir uns auch schön – und wenn wir uns schön fühlen, sind wir schön.

Betrachten Sie sich einmal im Spiegel, ohne Ihr Aussehen zu bewerten oder zu kritisieren. Betrachten Sie sich mit den Augen der Liebe. Seien Sie mitfühlend mich sich, wenn Ihnen das anfangs noch etwas schwer fällt.

Können Sie Ihre eigene Schönheit erkennen?

Der innere Kritiker

Heute fühle ich mich ein bisschen unbehaglich und nicht so ganz wohl in meinem Körper. Das kommt selten vor, denn ich habe in den letzten Jahren viel dafür getan, dass ich mich mit und in meinem Körper wohl fühle. Auch bei mir, wo ich doch schon so lange an meinem Körperbewusstsein und an meinem Selbstbild arbeite, ist das manchmal der Fall. Ich atme tief durch und spüre in mich hinein. Was ist da los? Ein bisschen Sonnenschein könnte ich vertragen und etwas mehr Verbindung mit der Natur. In letzter Zeit konnte ich tatsächlich nur wenig Sonne genießen und auch in der Natur habe ich mich nicht viel aufgehalten. Gut, dass ich für das kommende Wochenende geplant habe aufs Land zu fahren. Da werde ich wieder ganz viel frische Luft tanken können, das wird mir gut tun.

Ich atme erneut tief durch. Was steckt noch hinter meinem Unwohlsein? Ich spüre eine leichte Unzufriedenheit, sie taucht auf und dehnt sich zu ihrer vollen Größe aus. Womit bin ich unzufrieden? Die Antwort kommt sofort, ich hätte einfach gerne mehr Geld zur Verfügung. Ich möchte wieder einmal weiter weg fliegen, ans Meer, in die Sonne, Energie auftanken und weg vom Alltag. Ich wäre so gerne noch erfolgreicher und noch schlanker. Eine Ernährungsexpertin, die nicht nur Grünzeug knabbert, sondern auch hin und wieder Schokolade isst? – Geht das denn?

„STOPP, STOPP, STOPP“, ich unterbreche meinen inneren Jammerdialog. Jetzt habe ich ihn entlarvt – es ist mein Kritiker. Meine innere Instanz, die mich mit ihrem hohen Anspruch an Perfektion überfallen hat. „STOPP“, sage ich noch einmal, diesmal ganz laut.Das bin nicht wirklich ich in meiner wahren Größe, es ist ein unbewusster Anteil von mir, der gerne kritisiert, der überall Fehler sucht und dem nichts gut genug ist. Es ist der Teil von mir, der mir einreden will, dass ich nicht richtig bin, so wie ich bin. Der mich gerne reicher, erfolgreicher, schöner, durchtrainierter und schlanker hätte. Ich atme tief durch und lächle: „Ich habe dich erwischt, mein innerer Kritiker. Was du erzählst, klingt ja recht dramatisch, aber es entspricht nicht der Realität. Früher habe ich dir geglaubt und mich dann oft schlecht gefühlt. Genug für heute. Ich bin so, wie ich bin, und das ist richtig so. Meine derzeitige Situation ist so, wie sie ist, und das ist gut genug.“ Ich lächle erneut und spüre wieder in meinen Körper hinein. Sie ist weg, die Unbehaglichkeit. Ich fühle mich wieder gut.

Wir alle haben diese inneren Stimmen. Sie tauchen von Zeit zu Zeit auf und machen uns das Leben schwer, so wie mir im erzählten Beispiel. Diese inneren Stimmen sind unsere Konditionierungen. Sätze, die wir von Eltern, Lehrern, den Medien und unserem gesamten Umfeld übernommen haben. Aber das sind nicht wirklich wir, sondern vielmehr die kritischen Stimmen des Massenbewusstseins, die uns einreden möchten, dass wir nicht gut genug, nicht schön genug, nicht fit genug und nicht schlank genug sind. Manchmal glauben wir es und wollen dann anders sein. Wir wären gerne dies und das, nur nicht die Person, die wir sind. Beginnen wir aber bewusst diese kritischen Worte zu hinterfragen, werden wir erkennen, dass all diese Aussagen nicht stimmen. Wir sind in Ordnung, genauso wie wir sind.

Kennen Sie diese inneren Stimmen? Wie oft haben Sie sich durch Ihr inneres Geplapper schlecht oder wertlos gefühlt? Haben Sie sich mit anderen Menschen, die mehr geschafft und mehr erreicht haben, verglichen? Mit denjenigen, die einen schöneren Körper haben? Wie oft haben Sie deswegen eine Diät angefangen oder abgebrochen? Haben Sie aus Frust zu Keksen gegriffen oder aus Ärger tief in die Chipstüte hineingelangt? Oft ist der Körper der Leidtragende, er wird bestraft und mit Essen voll gestopft oder mit Alkohol abgefüllt. Wir misshandeln unser Körperhaus in dem Irrglauben, nicht gut genug zu sein.

Das Fatale ist, dass diese kritischen Stimmen immer und überall auftauchen können. Besonders dann, wenn wir uns verletzlich und angreifbar fühlen. Das ist aber nicht schlimm, wenn wir darüber Bescheid wissen, dass hier nur unser Ego versucht sich künstlich aufzublasen, können wir sofort wieder zu uns zurückkehren, zu unserem wahren Selbst, unserer Essenz. Wir können schmunzeln über uns und spüren wieder unseren Körper. Wie möchten Sie lieber behandelt werden? Kritisiert, heruntergemacht, verglichen und bewertet für Ihr Aussehen, Ihre Handlungen, Ihr Leben – oder liebevoll unterstützt mit ermutigenden Worten, gelobt und bedingungslos angenommen, egal was ist; geliebt dafür, dass Sie so sind, wie Sie sind? Genau da, wo Sie im Moment stehen, stehen Sie perfekt. Mit dem Aussehen und dem Körper, den Sie haben, und mit dem Leben, das Sie führen. Das gilt natürlich auch, wenn Sie momentan übergewichtig sind. In diesem Moment können Sie die Kilos nicht wegzaubern, sie sind aus den falschen Entscheidungen der Vergangenheit entstanden. Sich dafür zu verurteilen bringt nur Schmerz und verändert nichts in Ihrem Leben. Aber Sie können hier und jetzt neue und andere Entscheidungen treffen und Handlungen setzen. Nur von hier aus können Sie sich liebevoll in die Richtung lenken, in die Sie gehen wollen.

Gewähren Sie sich diese Unterstützung, es wird kein anderer für Sie tun. Wenn dennoch ab und an die Stimmen der Kritik wieder auftauchen möchten, lachen Sie ihnen ins Gesicht. Stehen Sie auf von der Couch, legen Sie beschwingte Musik auf und tanzen Sie durch die Wohnung. Schwingen Sie mit den Armen, wackeln Sie mit dem Po und singen Sie lautstark mit – das wirft auch die stärkste kritische Stimme um und lässt sie verstummen. Es bringt Sie zurück in Ihren Körper und übrig bleiben eine tiefe Freude und die Gewissheit, dass Sie genau die Person sein wollen, die Sie sind.

Schlank und sexy: die ultimative Glücksformel?

Meine langjährige Freundin Marianne ist groß, schlank und sieht toll aus. Wenn ich mit ihr durch die Stadt spaziere, sehe ich, wie sie die Blicke der Männer auf sich zieht. Seit ich mich erinnern kann, ist Marianne mit ihrem Körper unzufrieden. Immer wider kasteit sie sich, um die unsichtbaren Fettpolster an ihren Hüften zu verlieren. Sie quält sich mit exzessivem sportlichen Training, glücklich ist sie dabei nicht. In meinem Bekanntenkreis kenne ich eine junge Frau, die scheinbar alles hat. Sie ist sehr erfolgreich im Beruf, hat einen süßen Freund und eine Familie, die ihr sehr nahesteht. Sie hat langes blondes Haar, einen sehr schlanken Körper, ist immer chic angezogen und sieht einfach umwerfend aus. Sie selbst fühlt sich zu dick und leidet seit Jahren unter einer Essstörung.

Das sind nur zwei Beispiele, die deutlich zeigen, dass gutes Aussehen und ein schlanker Körper nicht automatisch glücklich machen. Der Wunsch, schlank zu sein, ist oftmals die Sehnsucht nach einer heilen Welt – doch die gibt es nicht. Dennoch stolpern wir immer wieder in diese Illusionsfalle. Wir bewundern im Fernsehen Bilder von erfolgreichen und sexy aussehenden Frauen, die alles haben und so richtig im Glück schwelgen. Aus den Magazinen strahlen uns superschlanke Models entgegen, die vielleicht auch noch einen berühmten Hollywoodstar als Freund haben. Um das Glück zu übertreffen, wird dann sogar geheiratet und ein entzückendes Baby macht den Traum komplett.

Ist also schlank und sexy – und vielleicht auch noch erfolgreich – die Formel zum Glück? In der Welt der Medien schon! Doch diese Welt ist nicht real, sie ist reine Fiktion. Medien möchten uns eine heile und perfekte Welt vorspielen und genau das schaffen sie immer wieder mit Bravour. Blicken wir hinter die Kulissen, dann können wir ganz andere Dinge erspähen. Wenn der Glanz, der Glamour und das Make-up wegfallen, dann haben auch diese Menschen mit ihren Herausforderungen zu kämpfen. Da gibt es häusliche Gewalt, untreue Ehemänner und Ehefrauen, Verluste von geliebten Menschen und Krankheiten. In der Welt des Scheins gibt es unzählige Menschen mit Essstörungen und Übergewicht bedeutet oft das Ende einer Schauspielkarriere. Ängste tauchen auch bei schlanken Menschen auf, Selbstzweifel und Minderwertigkeitsgefühle ebenso. Vor allem diejenigen, die sich über ihr Aussehen und ihren Körper definieren, bekommen Panik, wenn sich die ersten Fältchen zeigen. Sie haben Angst vor dem Altern und dem Verblassen der Schönheit. Eine Frau, die nur aufgrund ihres Aussehens geliebt wird, kann in eine tiefe Krise stürzen, wenn sie reifer wird und neue, frische und junge Gesichter ihren Platz auf dem Societyparkett einnehmen.

Warum wollen eigentlich alle dünn sein? Nun, in unserer Gesellschaft ist Schlanksein – oder noch besser: Dünnsein, der Inbegriff für ein erfolgreiches Leben. Wer eine Traumfigur hat, hat alles im Griff. Wer schlank ist, gehört zu jenen Menschen, die alles im Leben schaffen können. Im Vergleich dazu sind dicke Menschen faul und undiszipliniert. Solche Vorurteile sind fest in unseren Köpfen verankert und werden von der Werbung und den Medien unterstützt. Das ist zwar leider so, heißt aber nicht, dass diese Denkweise der Wahrheit entspricht. Es zeigt uns, dass unsere Gesellschaft erkrankt ist, sie ist *ver-rückt*. Die Werte haben sich verschoben, das Äußere zählt viel mehr als das Innere. Unsere Gesellschaft ist zu einer Gesellschaft der Oberfläche und der Oberflächlichkeiten geworden. Doch auch wir selbst gehören zu dieser Gesellschaft und deshalb können wir zu einer Veränderung beitragen, indem wir bei uns ansetzen, indem wir unsere eigene Denkweise überprüfen: „Wie denken wir selbst über dünne und dicke Menschen? Bewerten wir Menschen, die uns im täglichen Leben begegnen, auch aufgrund ihres Aussehens und ihrer Körperform? Welches Selbstbild haben wir von uns?" Wenn wir uns selbst mögen, dann brauchen wir andere Menschen nicht schlecht machen oder abwerten, dann erkennen wir unseren eigenen Wert und damit den Wert der anderen an – und dieser hat absolut nichts mit dem Aussehen zu tun.

Auch Glück hat nichts mit dem Aussehen zu tun. Das wird unmittelbar deutlich, wenn man hinter die Fassade perfekt anmutender Menschen sieht. Dass Schlanksein automatisch glücklich macht, ist eine Illusion. Sie können auch dann glücklich sein, wenn Sie nicht so schlank und sexy erscheinen wie die neue Arbeitskollegin, ihre Freundin oder die Schauspielerin aus ihrer Lieblingsserie. Sobald wir damit beginnen, uns mit anderen Menschen zu vergleichen, haben wir ohnehin schon verloren. Wir werden immer Personen finden, die schlanker, schöner und erfolgreicher sind, Menschen, die mehr Geld, eine größere Wohnung und einen tolleren Job haben. Dabei weiß man jedoch nicht, ob diese Menschen auch glücklicher sind. Glück kann man nicht vergleichen, denn Glücklichsein ist ein Seinszustand, ein Gefühl in unserem Inneren. Sie können nicht sagen: „Meine Freundin Susi ist glücklicher als ich, weil sie schlanker ist. Sie hat so schöne lange Beine, das wirkt sehr bei Männern." Dass Susi immer Pech mit dem anderen Geschlecht hat und Sie um Ihre langjährige harmonische Beziehung beneidet, übersehen Sie geflissentlich.

Wir müssen aufhören, uns mit anderen Menschen zu vergleichen, denn das raubt uns nur unnötige Energie und Kraft. Wenn wir immer auf andere Menschen schielen, vergessen wir dabei, dass wir für unser Leben selbst verantwortlich sind – und damit auch für unser eigenes Glück. Glück ist nichts, das von außen kommt. Weder ein

Lottogewinn noch der absolute Traummann kann uns dauerhaft glücklich machen, auch nicht unendlich viele Schuhe im Kasten, wie viele Frauen wahrscheinlich meinen. Vielleicht machen all diese Dinge vorübergehend glücklich, aber das hält nicht lange an. Der Lottogewinn schmilzt dahin, der Traummann entpuppt sich als ganz normaler Mensch mit Schwächen und Fehlern und die Schuhe werden altmodisch, ausgelatscht und verlieren ihre Faszination. Auch ein mühsam durch Diäten erlangter, überschlanker Körper macht uns nicht glücklich, wenn wir es nicht schon vorher waren. Der erste Frust lässt uns zur Schokolade greifen und im Nu sind die Pfunde wieder hinaufgefuttert.

Glück hat also nichts mit Äußerlichkeiten und auch nichts mit den Umständen und der Lebenssituation zu tun. Glück ist ein Gefühl, das ganz in unserem Inneren entsteht und sich still und leise nach außen hin ausbreitet. Glück ist nichts Spektakuläres, nichts Lautes, es ist auch nicht für jeden gleich. Es kann ein Spaziergang im warmen Sommerregen, das Zwitschern der Vögel am Morgen oder der Duft von frisch gebrühtem Kaffee sein. Glück kennt keine Hautfarbe, kein Alter, keine Sprachbarrieren. Dem Glück ist das Aussehen egal und auch die Körperform. Glück ist einzigartig, für jeden anders und doch gleich. Glück ist, das Beste aus jeder Situation zu machen und darüber zu lachen, wenn es nur das Zweitbeste geworden ist. Glück ist eine Entscheidung, die Entscheidung, das Leben so anzunehmen, wie es ist, und es zu genießen.

Es liegt an jedem von uns, unser Leben selbst zu gestalten, und wir können dafür unsere eigene, persönliche Glücksformel erfinden. Wollen wir dabei schlank und sexy sein oder fit und gesund? Wollen wir uns liebevoll gegenübertreten und von innen heraus leuchten? Wenn uns aus dem Spiegel eine strahlende Person entgegenblickt, die sich mit ihrem Körper wohlfühlt, dann haben wir es richtig gemacht.

Lieben Sie, was ist!

Sie haben nun schon einiges über den Körper, über Schönheit und Schönheitsideale, über Schlanksein und Glücklichsein gelesen. Sie haben zudem erfahren, dass Sie alleine die Entscheidung treffen, wie Sie Ihren Körper sehen und wie Sie ihn behandeln. Auch wenn die Medien, die Diät-, Wellness-, Mode- und Fitnessindustrie ein bestimmtes Bild vorgeben, Sie brauchen sich nicht daran zu halten. Es ist nur die halbe Wahrheit, wenn Sie sagen: „Die Modeindustrie kümmert sich nur um Frauen mit Größe 36, das ist ungerecht. Die Gesellschaft nimmt sich Magermodels als Vorbild, da habe ich keine Chance, weil ich mit meiner Kleidergröße nicht in die gängige Norm passe." Auf eine solche Aussage frage ich sofort zurück: „Ist es Ihnen so wichtig, dass Sie wie die Schafe einer Herde dem Leithammel folgen, ohne nachzudenken? Möchten Sie sich wie die Masse verhalten? Mit Scheuklappen vor den Augen immer nur das glauben, was Sie sehen, und das tun, was sich jemand ausgedacht hat? Oder erschaffen Sie sich Ihre eigene Welt, in der die Einzigartigkeit und Besonderheit eines jeden anerkannt wird? Eine Welt, in der Gesundheit und Wohlbefinden zählen und nicht eine vorgegebene Kleidergröße zum Maß aller Dinge erklärt wird. Das heißt natürlich nicht, dass Sie Ihren momentanen Zustand nicht verändern sollen, wenn Sie nicht zufrieden damit sind. Es soll in diesem Buch nicht der Eindruck entstehen, dass Sie Ihr Gewicht und Ihre Körperform in Ihrem jetzigen Zustand belassen sollen und dass Sie sich mit Ihrer momentanen Kleidergröße für den Rest Ihres Lebens abfinden sollen. Ganz im Gegenteil: Streben Sie nach einem gesunden und schlanken Körper und einem genussvollen Leben! Doch fragen Sie sich zuerst, wie realistisch Ihre Vorstellungen sind. Wenn Sie zurückfinden zu einem gesunden Essverhalten, Ihren Körper wertschätzen und ihm nur die beste Behandlung zukommen lassen, wird das ohnehin passieren. Wenn Sie übergewichtig sind und es nicht schaffen, alleine abzunehmen, dann können Sie sich Hilfe holen. Es gibt wunderbare und kompetente Fachleute, die Sie auf Ihrem Weg begleiten, aber beschneiden Sie sich nicht in Ihrer Einzigartigkeit!

Lernen Sie zu schätzen, wer Sie sind. Es ist okay, anders zu sein. Auf meinen Reisen habe ich viele verschiedene Persönlichkeiten, die sich nicht auf eine bestimmte Lebensweise einengen lassen wollen, getroffen. Sie möchten auch nicht in eine Schublade gesteckt werden, es sind verrückte, einzigartige und ungewöhnliche Menschen – genauso wie Sie und ich.

Kürzlich kam eine Klientin zu mir und erzählte mir, dass Sie bis zum Sommer 16 Kilos abnehmen wolle. „Das ist zu viel in dieser kurzen Zeit“, antwortete ich. „Sie würden sich überfordern, auf den ersten Motivationsschub folgt ein Durchhänger und damit die Frustration.“

Sie entgegnete: „Aber ich möchte mir keine neue Garderobe in dieser Größe mehr kaufen, ich möchte mich nicht länger so haben, wie ich bin. Ich habe genug, von mir und von dieser Fettschicht.“

Genau hier lag das Problem: Sie wollte sich nicht so haben, wie sie im Moment war. Sie lehnte ihren Körper in seinem Zustand des Übergewichts ab. Sie war gedanklich schon in der Zukunft, mit dem schlanken Körper in der neuen Garderobe, in der Gegenwart wollte sie aber nicht sein. Das Paradoxe an der ganzen Sache ist: Erst wenn wir uns so akzeptieren, wie wir sind, können wir Veränderungen vornehmen. Ich sage damit nicht, dass jeder seinen Körper so nehmen muss, wie er ist – und dass man für den Rest seines Lebens damit leben muss. Wer abnehmen möchte, weil er sich mit seinem momentanen Gewicht nicht wohlfühlt, der sollte es natürlich tun. Wer seinen Körper trainieren möchte, damit er fit und wohlgeformt ist, den soll niemand davon abhalten. Es ist wichtig, sich Ziele zu setzen und diese dann auch zu erreichen. Aber der allererste Schritt beginnt damit, die momentane Situation anzunehmen, damit man sie verändern wollen kann. Das heißt: „Okay, ich wiege heute so viel, wie ich wiege. Auch wenn ich mit der Waage zu streiten beginne, die Zahl wird sich deshalb nicht verändern. Auch wenn ich mich mit dem Gewicht nicht wohlfühle, hier an diesem Punkt stehe ich heute. Aber ich kann von nun an Schritte setzen, die mich zu einem gesünderen Gewicht führen. Das Leben findet im Hier und Jetzt statt. Es ist nicht sinnvoll, erst dann mit dem Leben zu beginnen, wenn wir ein bestimmtes Ziel erreicht haben, sei es fünf Kilo weniger zu haben, 20 Minuten laufen zu können, ohne zusammenzubrechen, oder wieder in die Lieblingsjeans hineinzupassen.

Auch die Wissenschaft erkennt immer mehr, wie stark die Kraft der Gedanken unser Leben beeinflusst. So steigt bei Gedanken der Überforderung messbar der Pegel des Hormons Cortisol. Bei erhöhtem Cortisolspiegel kommt es zu vermehrter Einlagerung von Fett in den Körper. Auch wenn wir gegen unseren Körper ankämpfen und ihn mit negativen Gedanken bombardieren, bedeutet das Stress für ihn. Unser Körper möchte das Beste für uns. Um das erreichen zu können, sollten wir aber mit ihm zusammenarbeiten. Wenn wir ihm signalisieren „So wie du jetzt aussiehst, kann ich dich nicht lieben, ich will dich anders haben“, dann wird er möglicherweise versuchen anders auszusehen, vielleicht, indem er fünf Kilo zunimmt. „Du wolltest mich anders, jetzt hast du mich anders“, drückt er damit aus. Das wollen wir nicht, oder?

Mit Ihrem Körper zusammenzuarbeiten heißt, hinzuhören, was er sagt, und zu spüren, was er braucht. Vielleicht finden Sie dann heraus, dass Ihre Vorstellung eines Gewichtsverlusts von zehn Kilo utopisch und unrealistisch ist. Wenn Sie damit beginnen, sich in Ihrem Körper zu Hause zu fühlen und ihn so zu lieben, wie er ist, wird sich auch Ihre Wahrnehmung ihm gegenüber verändern. Sie werden erkennen, wie wunderbar er ist und wie sinnlos es war, all diese Jahre gegen ihn zu arbeiten. Dieses Körperbewusstsein ist die unabdingbare Voraussetzung dafür, sich in der eigenen Haut zu Hause zu fühlen.

Den Körper zu lieben, so wie er ist, ist ein wichtiger Schritt für ein gesundes und ausgeglichenes Leben. Sie werden dabei einige Vorstellungen darüber loslassen, wie etwas zu sein hätte – aber Sie gewinnen dabei Freiheit. Die Freiheit, sich endlich zu erlauben so zu sein, wie Sie sind. Einzigartig! Wenn Sie das lieben, was ist, geben Sie den Kampf auf. Sie werden sehen, es fühlt sich wunderbar an.

Bewegung: Spüren Sie sich wieder

Ich liebe es, mich zu bewegen. Es ist ein tolles Gefühl, meinen Körper und die Kraft meiner Muskeln zu spüren. Bewegung tut mir gut, sie verbindet mich wieder mit meinem Körper. Wenn ich zu lange nur kopflastige Tätigkeiten ausführe und nur gedanklich mit meinem Alltag und dem Planen und Strukturieren meines Lebens beschäftigt bin, brauche ich Bewegung als Ausgleich.

Sport ist das beste Mittel gegen trübe Gedanken und gegen das Grübeln. Er holt uns aus der mentalen und gefühlsmäßigen Bewegungslosigkeit heraus. Wenn wir Sport betreiben, können wir nicht gleichzeitig Probleme wälzen. Dann sind wir damit beschäftigt, tief zu atmen und unseren Körper zu koordinieren. Der zusätzlich aufgenommene Sauerstoff vertreibt die starren Gedankengebäude im Kopf, schlängelt sich durch die Gehirnwindungen und durch intensiven Sport werden im Körper Endorphine ausgeschüttet. Wir finden uns plötzlich in einer guten Stimmung wieder, die blendende Laune kehrt zurück und die Welt sieht gleich wieder farbenfroher aus. Dort, wo wir vorher nur dunkelgrau sahen, strahlt die Sonne und wir sind gerüstet für die Herausforderungen des Alltags. Für jemanden, der jahrelang keinen Sport betrieben und seine Freizeit lieber auf der Couch verbracht hat, wird es anfangs sicher schwierig sein, wieder in Bewegung zu kommen. In so einem Fall ist es wichtig, das Vorhaben nicht zu überstürzen, denn auch und vor allem kleine Schritte bringen Erfolge. Ein flotter Spaziergang im Park oder auch nur zehn Minuten Gymnastik reichen aus, dass sich der Körper nach der Bewegung gleich wohler fühlt.

Dass Bewegung einen großen gesundheitsfördernden Effekt auf das gesamte Herz-Kreislauf-System hat, die Leistungsfähigkeit erhöht und einen positiven Einfluss auf den Stoffwechsel hat, wissen in der Zwischenzeit vermutlich schon alle. Jeder Arzt empfiehlt den Einbau regelmäßiger Bewegung in den Alltag. Zahlreiche Studien haben gezeigt, dass bei Menschen, die aktiv sind und Sport betreiben, das Krebsrisiko deutlich niedriger ist als bei ihren inaktiven Kollegen. Wie wichtig Bewegung für unser psychisches Wohlbefinden ist, ist jedoch vielen nicht klar. Es ist sogar so, dass Psychologen als zusätzliche Therapie bei Depressionen Bewegung verschreiben. Sich täglich eine Stunde in der frischen Luft aufzuhalten und seinen Körper zu fordern, wirkt oft Wunder.

Bei mir gehört Sport schon lange zum Alltag, ich bin aber dennoch kein Fitnessfreak. Ich habe nicht vor einen Marathon zu laufen, ich will weder einen Dreitausender besteigen, noch kann ich einen ordentlichen Klimmzug ausführen. Mein Körper ist nicht für Klimmzüge gemacht. Auch wenn ich intensiv trainieren würde, mein Körper würde immer weiblich aussehen und dazu neigen, Fett eher zu speichern als zu verbrennen. Wenn meine Schwester Simone ihren Bizeps trainiert, sieht man sofort Erfolge. Bei mir merkt man auch nach Wochen fast keinen Unterschied. So ist mein Körper eben. Ich betreibe Sport, weil ich mich gut fühlen möchte, und nicht, um einem Schönheitsideal nachzukommen. Im Sommer bevorzuge ich die Bewegung im Freien, ich walke, wandere und fahre Rad. Im Winter bin ich eher in meinem Fitnessstudio zu finden, dort mache ich Gymnastik, benutze den Crosstrainer und hebe ein paar Gewichte. Nach der Anstrengung dehne ich meinen Körper, mache Yoga und Atemübungen. Es gibt nichts Schöneres für mich, als nach dem Sport in die Dusche zu steigen und die Anstrengung und den Schweiß abzuwaschen, dann fühle ich mich wie neugeboren. Ich bin zufrieden mit mir und meinem Leben, ich bin fit und energiegeladen und was vorher noch als Problem erschien, ist nachher nicht mehr der Rede wert.

Mein Bekannter Werner macht so gut wie keinen Sport. Er bewegt sich vom Frühstückstisch zum Auto und von dort zu seinem Schreibtisch im Büro. In der Mittagspause geht er in die Kantine und abends zurück nach Hause. Dort sitzt er dann vor dem Fernseher oder dem Computer. Am Wochenende sitzt er mit Freunden beim Heurigen oder bei seinen Schwiegereltern. Als er mich einmal besuchen kam – ich wohne im dritten Stock eines Altbaus ohne Aufzug –, schnaufte er nach dem Hochsteigen der Stufen derart, dass er fast nicht sprechen konnte. Kein Wunder, dass sein Bauch jedes Jahr an Umfang zunimmt. So wie Werner leben auch viele andere Menschen. Das dürfen sie natürlich auch, denn jeder trifft immer wieder die Entscheidung, wie er sein Leben gestalten möchte. Jede Entscheidung hat aber auch ihren Preis. Der Preis der „No sports"-Einstellung von Werner ist ein inaktives Leben. Eines, bei dem ihm sein Bauch und seine fehlende Fitness schön langsam im Weg stehen. Ein Leben, bei dem gutes Essen und Bequemlichkeit dominieren. Die nächste Konsequenz eines solchen Lebens sind Bluthochdruck, erhöhte Cholesterinwerte und verstopfte Arterien. Das ist ein sehr hoher Preis, der oft mit dem Leben bezahlt werden muss. Wenn der Herzinfarkt anklopft, ist es jedoch zu spät für Reue.

Ich kann mir so ein Leben für mich nicht vorstellen. Ich möchte aktiv und beweglich sein. Ich möchte die drei Stockwerke zu meiner Wohnung hinauflaufen können, ohne außer Atem zu kommen. Ich will meinen Körper gesund erhalten und lange Wanderungen mit meiner Familie unternehmen. Ich möchte leicht und unbeschwert durch den Alltag hüpfen. Natürlich würde ich manchmal nach einem anstrengenden Tag im Büro auch gerne die eingeplante Yogastunde ausfallen lassen und es mir mit einer Portion Eiscreme auf der Couch gemütlich machen. An solchen Tagen halte ich mir die Konsequenzen vor Augen, denn viel zu oft wurde früher aus einer kleinen Portion Eincreme eine ganze Packung, und das will ich nicht mehr. Ich ziehe mein Programm dennoch nicht strikt durch und höre auf meinen Körper, wenn er eine Pause braucht – dann gehe ich Kompromisse ein. Anstelle des Besuchs im Fitnessstudio mache ich einen Spaziergang, statt Eiscreme zu schlecken, trinke ich eine Tasse meines Lieblingsgetränkes – Chaitee mit viel Milch und etwas Honig.

Zu einem gesunden, aktiven und ausgeglichenen Leben gehört es nicht nur dazu, den Geist zu trainieren und seine Gefühle zu spüren und fließen zu lassen, auch der Körper muss bewegt und in Form gehalten werden. Damit kann er sein Optimum an Gesundheit aufrechterhalten. Der Lohn dafür ist groß: ein gutes Körpergefühl und die Gewissheit, fit für alle Herausforderungen zu sein.

Haben Sie Spaß am Leben?

Vergangenen Sonntag habe ich meine Freundin Kerstin in einem Café getroffen. Ich hatte sie schon längere Zeit nicht gesehen und sah auf den ersten Blick, dass sie nicht glücklich war. „Ich habe mein Leben satt", seufzte sie deprimiert. Momentan geht alles den Bach runter. Meine Chefin möchte eine Verkäuferin einsparen und da ich die Jüngste bin, wird sie mich wahrscheinlich kündigen. Dann werde ich mir meine Wohnung nicht mehr leisten können." Mit zögerlicher Stimme fügte sie hinzu: „Ich überlege, alles aufzulösen und für einige Zeit ins Ausland zu gehen. Ich habe genug vom Stadtleben, ich habe Sehnsucht nach Wärme und Natur und einem einfachen Leben. Wie findest du das?" Ich war begeistert. Das sollte sie unbedingt machen! Gleich fragte ich sie, wo sie es denn hinziehen würde. „Zuerst habe ich an Indien gedacht, aber nun habe ich von einem Ashram auf La Gomera gehört, in dem man leben und mitarbeiten kann. Ich habe eine Bekannte, die macht das gerade und der gefällt es super gut." Ich sah Kerstin schon mit einem T-Shirt und einem Lächeln im Gesicht im dortigen Garten werken. „Ich finde das wirklich großartig", bestärkte ich meine Freundin. „Das solltest du unbedingt machen! Ich merke ja, wie unglücklich du hier bist. Ein Tapetenwechsel und etwas ganz Neues tut dir sicher gut."

Kerstin stimmte mir zu, hatte aber Sorge, dass ihr Vorhaben zu aufwändig zu organisieren wäre und dass es vielleicht doch nicht das Richtige für sie wäre. Sie gab zu Angst zu haben, doch dann hellte sich ihr Gesicht wieder auf: „Schlimmer als jetzt kann es nicht werden. Ich bin gerade eben vierzig geworden. Das kann doch nicht alles gewesen sein. Ich glaube, ich wage den Schritt."

Spukt dieser Satz „Das kann doch nicht alles gewesen sein" auch manchmal durch Ihren Kopf? Was ist mit Ihren Plänen und Träumen von früher? Haben Sie diese aufgegeben oder ganz tief vergraben? Haben Sie jetzt Spaß an Ihrem Leben oder haben Sie ihn auf später verschoben? Dann, wenn die Kinder groß sind? Dann, wenn Sie einen anderen Job gefunden haben? Dann, wenn Sie endlich den Mann Ihrer Träume treffen, oder dann, wenn Sie ein bisschen schlanker geworden sind?

Sein Leben zu verändern, etwas Neues auszuprobieren und dabei ein Risiko einzugehen macht naturgemäß Angst. Es zwingt uns dazu, uns aus der Gemütlichkeit unserer eigenen Komfortzone herauszubewegen, den organisierten und gut strukturieren Alltag zu verlassen und uns auf das Neue und Unbekannte einzulassen. Aber was ist, wenn wir es nicht tun? Dann bleiben wir für den Rest unseres Lebens in unserem kleinen und bequem zurechtgemachten Zimmer ohne Aussicht sitzen. Draußen wartet das Abenteuer, draußen sind der Spaß und das Vergnügen.

Was hält Sie davon ab, jetzt schon Spaß zu haben? Warum wollen Sie darauf warten, bis alles perfekt ist? Warum wollen Sie darauf warten, dass Sie durchtrainierte Bauchmuskeln bekommen oder endlich diese drei Kilos abgenommen haben? Wer behauptet, dass Sie mit Kleidergröße 38 mehr Spaß haben werden als mit Kleidergröße 46? Machen Sie es so wie meine Freundin Kerstin: Werfen Sie einmal einen kritischen Blick auf Ihr Leben. Hat es sich genauso entwickelt, wie Sie es sich vorgestellt haben? Wenn es das nicht hat, dann ist das auch in Ordnung so. Das Leben macht oft nicht das, was wir wollen. Das ist das Schöne daran, wir können das Leben nicht planen wie einen Hausbau. Das Leben passiert, während wir leben. Sich zurückzulehnen und zu sagen: „Ist doch eh alles egal, es ist halt so, ich kann es nicht ändern", macht uns aber zu resignierten Opfern. Wir haben sehr wohl die Möglichkeit, unser Leben zu gestalten, auch wenn das nicht immer nach Plan verläuft. Mit jeder Entscheidung, die wir treffen, bewusst oder unbewusst, setzen wir Schritte auf unserem Lebensweg.

Es ist unbequem, die eingefahrene Spur des Lebens zu verlassen und sich aufzumachen, die Sicherheit und den Komfort hinter sich zu lassen. Es macht Angst, aber das ist ganz normal, sie ist Teil des Prozesses. Das Leben ist ein Abenteuer, es lädt uns dazu ein, es zu erfahren und zu leben, mit Spaß, Freude und Genuss – und vor allem mit allen Sinnen. Durch ein selbstbestimmtes und authentisches Leben werden wir zu uns selbst zurückgeführt und dann fällt auch jede Angst weg, weil wir erkennen, dass uns nichts Besseres passieren kann. In diesem Vertrauen lernen wir uns selbst immer besser kennen, lernen uns selbst zu lieben und leben ein selbstbestimmtes und wunderbares Leben.

An einem sonnigen Nachmittag besuchte mich unlängst meine liebe Freundin Sibylle. Sie ist eine begnadete Künstlerin und war gerade aus Brasilien zurückgekommen. Begeistert erzählte sie von ihrem dortigen Aufenthalt in einem spirituellen Zentrum. Sie strahlte, während sie von ihren Erlebnissen und Erfahrungen berichtete. Sie plante bald wieder dorthin zurückzukehren. Mein Herz fing an zu klopfen, spontan platzte ich heraus: „Da will ich auch hin! Wann fährst du wieder? Nimm mich mit!" Wir nahmen uns bei den Händen und quietschten vor Vergnügen. „Ich weiß nicht, wie ich das Geld dafür auftreiben werde, aber ich vertraue darauf, dass es in mein Leben fließt", sagte sie atemlos. „Juhu, wir fliegen nach Brasilien!", jauchzte ich. Der Flug war im Nu für einen Monat später gebucht und die Unterkunft reserviert. Ich freue mich riesig auf diese Reise. Was wird mich dort erwarten? Spaß, Abenteuer und Rückbesinnung oder alles zusammen. Es wird eine tolle Zeit werden!

Werfen Sie einen kritischen Blick auf Ihr Leben. Haben Sie Spaß? Was schieben Sie immer wieder vor sich her? Welche Abenteuer möchten Sie noch erleben? Es muss ja nicht gleich Brasilien sein, es könnte auch ein Museumsbesuch sein oder das Belegen eines Tanzkurses. Das Leben bietet so viele Möglichkeiten an, wir brauchen sie nur wahrzunehmen und danach zu greifen. Wenn wir uns für die Freude und den Spaß im Leben öffnen, dann kommt er uns auch entgegen, durch Begegnungen mit neuen Menschen und durch einzigartige Erfahrungen. Wagen wir das Abenteuer!

VII. Vom Nähren der Seele

Endlich frei: Entlasten Sie das Essen

Während ich dieses letzte Kapitel schreibe, befinde ich mich in Abadiania in Brasilien. Ich habe mir eine einmonatige Auszeit genommen. Eine Auszeit von Österreich, von meinem Alltag, von meinem Leben. Gemeinsam mit meiner Freundin Sibylle verbringe ich die nächsten Wochen in einem spirituellen Heilungszentrum, das sich auf ca. 1.000 m Seehöhe auf einem Kristallplateau befindet. Das Zentrum liegt inmitten von saftig grünen Hügeln, um uns herum verbreiten tropische Blüten, deren Namen ich gar nicht kenne, ihren Duft. Es ist Sommer hier in Brasilien und somit beginnt auch die Regenzeit. Innerhalb von wenigen Augenblicken können am tiefblauen Himmel dicke, dunkle Wolken auftauchen, platzen und das Land in einen warmen Gewitterregen einhüllen, der die Erde dampfen lässt.

Hier sehe ich auch endlich, wie Mangos wachsen: Auf riesigen, schattenspendenden Bäumen verstecken sich unzählige dieser köstlichen Früchte. Die Ruhe im Zentrum wird nur von den Geräuschen der Natur unterbrochen: vom eindringlichen Summen der Kolibris, lauthalsen Zwitschern der bunten Vögel und Grunzen der Schweine aus dem nahegelegenen Stall. Hin und wieder hört man auch, wie sich eine reife Mango vom Baum löst und mit einem lauten Plumps zu Boden fällt.

Ich genieße den Aufenthalt hier. Nach drei ziemlich turbulenten Jahren ist es für mich an der Zeit, einen Schritt zurückzutreten und mein Leben aus der Distanz zu betrachten. Schon nach wenigen Tagen in dieser anderen Welt rückt mein Alltag in weite Ferne, viel Last fällt von mir ab. Der Trubel von Weihnachten und die Reisevorbereitungen liegen weit hinter mir. Ich kann wieder durchatmen.

In der Poussada – einer kleinen Pension –, in der wir wohnen, gibt es einen wunderschönen Garten. Morgens vor dem Frühstück spaziere ich auf den Kieswegen durch die Anlage und begrüße den Tag. Ich genieße die Wärme am Morgen und die tropische Luft. Es ist so schön hier! Ich spüre, wie sich mein Herzzentrum öffnet. So weit war es noch nie offen. Ich fühle mich gut aufgehoben und geborgen, ich fühle mich frei. Meine Seele ist frei und dazu bereit, in meinem Leben wieder einen größeren und wichtigeren Platz einzunehmen.

Wer wären wir ohne unsere Seele? Niemand! Wir westlichen Menschen sind derart verhaftet in unseren physischen Körpern und verbissen in die Dramen des Lebens, dass wir meist darauf vergessen, wer wir sind und woher wir kommen. Wir sind hier, um in einem physischen Körper auf der Erde Erfahrungen zu sammeln, um zu lernen, um uns zu entwickeln, um weiterzuwachsen. Wir lassen uns hingegen von den unwichtigen Dingen einfangen und uns vom Alltag verschlucken. Wir nehmen uns enorm wichtig, stolzieren herum mit aufgeblasenen Egos und vergessen dabei unseren wahren Ursprung. Die Seele wird nicht beachtet, sie wird ignoriert und verkümmert. Wir fühlen uns leer und ausgehungert. Welche einfachere Methode gibt es, als vorübergehend die leisen, aber eindringliche Stimme der Seele mit Essen zu besänftigen, um damit die vermeintliche Leere in unserem Herzen zu schließen. Das klappt, wie sie nun wahrscheinlich schon wissen, immer nur vorübergehend.

Hier in der Poussada gibt es köstliches Essen. Ich genieße dicke Scheiben Papaya und Ananas zum Frühstück und nehme mit dem Essen die Wärme, Sonne und Herzlichkeit des Landes auf. Ich bin hier sehr hungrig und probiere der Reihe nach von den Speisen am Buffet, die die Köchin liebevoll zubereitet hat. Vor einigen Jahren hätte ich mir noch Sorgen gemacht: „Esse ich zu viel? Nehme ich dadurch vielleicht zu? Darf ich das überhaupt essen? Sind das nicht zu viele Kalorien und zeigen sich diese dann später an meinen Hüften?“ Diese Zeiten, in denen der Verstand mein Essverhalten überschauen wollte, die Kontrolle übernommen hatte und ich mich von äußeren Empfehlungen leiten ließ, sind zum Glück vorbei. Ich esse mit Genuss und Appetit, ich spüre in meinen Körper hinein und lasse mich von ihm leiten. Was möchte er heute haben? Den köstlichen Gemüseauflauf oder doch die gefüllten Paprika? Vielleicht möchte er sogar von beiden Gerichten kosten? Möchte er auch von diesem Dessert probieren?

Heute gibt es zum Abendessen eine Süßspeise aus Pudding und Bananen, überbacken mit einer Schicht Eischnee und Kokos. Ich werfe einen kurzen Blick darauf. Will ich das kosten? Nein, denn ich bin von den gratinierten Kartoffeln und dem Thunfischauflauf satt. Meinen Süßhunger hatte ich mittags mit einem Erdnussbutterkeks gestillt. Ich bin rundum zufrieden.

„Ich bewundere dich, dass du so diszipliniert bist und kein Dessert isst“, sagt meine Freundin. „Ich kann da nicht widerstehen. Ich sollte zwar nichts davon essen, aber ich kann einfach nicht anders“, seufzt Sibylle. Ich lächle, denn das hat nichts mit Disziplin zu tun. Ich habe keine Lust auf diesen Pudding, ich fühle mich gerade richtig gut und satt.

Ich weiß aber sehr genau, wovon sie spricht. Früher hätte ich einige Tage die Desserts gemieden, um dann, wenn die Disziplin geschwächt war, mehr davon zu essen, als mir gut tat. Es ist ein herrliches Gefühl, sich von all den rigorosen Regeln verabschiedet zu haben. Es ist auch herrlich, zwischen den Mahlzeiten nicht an Essen zu denken. Wenn der Hunger kommt, dann weiß ich, dass ich ihn stillen kann. Mit Essen, das meinen Körper nährt. Danach kann ich mich zurücklehnen und mich anderen Dingen zuwenden. Meine Seele atmet auf, denn sie wird durch andere Dinge als Essen genährt. Ich habe dem Essen den richtigen Stellenwert zurückgegeben – ich habe es entlastet. Endlich frei!

Nehmen Sie sich ein wenig Zeit und betrachten Sie in einer ruhigen Minute bewusst Ihr Leben. Gibt es einen ungestillten Hunger, der vom Essen überdeckt wird? Spüren Sie in sich hinein und hören Sie die leise Stimme Ihrer Seele. Sie wünscht sich nichts mehr, als mit Ihnen in Kontakt zu treten.

Sofort glücklich!

Ich weiß momentan nicht, wie viel ich genau wiege. Ich stelle mich in etwa einmal pro Monat auf die Waage, um mein Gewicht zu überprüfen. Ansonsten verlasse ich mich auf mein Gefühl, höre darauf, was mein Körper sagt und wie ich mich fühle. Ich habe die Kontrolle über mein Gewicht losgelassen. Das Interessante daran ist, dass sich die Zahl auf der Waage nicht wesentlich ändert. Manchmal geht sie sogar ein wenig hinunter, vor allem im Sommer, wenn ich mich viel bewege und weniger Hunger habe.

Das war nicht immer so. Früher war ich auf mein Gewicht fixiert. Ich wog mich täglich und die Zahl auf der Waage bestimmte, wie ich mich fühlte. Hatte ich am Tag zuvor zu viel gegessen und die Waage schlug nach oben aus, fühlte ich mich schlecht. Dann ließ ich das Frühstück aus und das Mittagessen bestand aus einer kleinen Portion Gemüse. Am Nachmittag kam dann der große Heißhunger und trieb mich zum Kühlschrank. Die gesamte Anstrengung des Tages war somit im Eimer. Ich fertigte ganze Listen an, auf denen ich täglich mein Gewicht eintrug. Ich hatte auch immer einen bestimmten Tag festgelegt, an dem ich mein Traumgewicht erreicht haben wollte. Ich wollte immer weniger wiegen, ich hatte für meinen Geschmack immer fünf bis zehn Kilo zu viel. Diese Maßzahl bestimmte über mein Glück und Unglück. Sobald der Zeiger auf der Waage nach unten ging, wuchs meine Freude. Nach ein bis zwei Wochen jedoch hatte ich genug vom Kasteien, hatte genug davon, auf Schokolade zu verzichten oder auf Nudeln mit Parmesan. Mein Körper forderte sein Recht auf Süßigkeiten und Pasta ein und nach weiteren ein bis zwei Wochen wog ich genauso viel wie zuvor. Das frustrierte mich total und ich war verzweifelt, also begann ich wieder von vorne. Eine neue Liste musste her, ein neuer Plan wurde erstellt und ein neuer Tag festgelegt, an dem ich dann mein Traumgewicht erreicht haben wollte. Wieder kam eine Phase der Freude, gefolgt von einer Phase der Frustration.

Geht es Ihnen auch so? Entscheidet die Waage für Sie über Glück und Unglück? Sind auch Sie, so wie ich früher, fixiert darauf, wie viel Sie wiegen? Die Waage hat durchaus ihre Berechtigung als Messinstrument. Sie sagt aus, wie viel wir gerade in diesem bestimmten Moment wiegen. Das ist aber auch schon alles. Die Waage kann dazu verwendet werden, um uns Zahlen zu geben, damit wir vergleichen können, ob wir in einem bestimmten Zeitraum an Gewicht zugelegt oder Gewicht verloren haben. Die Zahl sagt aber nichts darüber aus, ob wir gesund sind, wie hoch unser Fettanteil ist oder ob wir zufrieden und glücklich mit unserem Körper und unserem Leben sind.

Stellen Sie sich einmal vor, Sie haben Ihr absolutes Traumgewicht, das Sie immer angestrebt haben, erreicht. Dann stirbt Ihre Katze oder Ihr Freund macht mit Ihnen Schluss, das Leben hat ja immer wieder neue Prüfungen und Herausforderungen parat. Was nützt Ihnen die perfekte Zahl auf der Waage, wenn Sie mit Ihrem Job unzufrieden sind, Ihr Mann Sie nervt oder Sie nicht wissen, wie Sie den Tag überleben, weil in Ihnen eine tiefe Traurigkeit herrscht? Viele Menschen haben ein falsches Bild davon, wie es ist, wenn sie dann schlank sind. Sie denken, wenn sie endlich das angestrebte Gewicht erreicht haben, werden sie immer souverän, kontaktfreudig und selbstbewusst sein. Dann werden sie von allen Menschen geliebt und nie wieder frustriert sein. Solche Menschen haben ein völlig anderes Bild von ihrem schlanken Selbst. Sie glauben, dass sie als Schlanke nicht mehr faul sein dürfen und immer aktiv und lebenslustig sein werden. Sie werden auch immer gut drauf sein, eben weil sie ja schlank sind. Solche Leute verwechseln Schlanksein mit Perfektsein. Sie rechnen nicht mit dem Neid und anderen negativen Gefühlen, die von ihrem Umfeld auf sie zukommen können. Diese Menschen halten den Druck, den sie sich selbst auferlegt haben, nicht lange aus und nehmen in Folge nicht selten wieder das Gewicht zu, das sie ursprünglich abgenommen haben. Das heißt aber nicht, dass ich dagegen bin, wenn Sie sich zu einer gesunden Gewichtsabnahme entschließen. Es ist lobenswert und erstrebenswert abzunehmen, wenn wir uns nicht wohlfühlen mit unserem Gewicht und unserem Körper. Falsch ist nur die Annahme, dass sich unser Leben auf magische Weise ändert, wenn wir unser Ziel erreicht haben.

Die Zahl auf der Waage kann uns nur kurzfristig glücklich machen, nämlich in dem Moment, in dem wir darauf stehen und ein Erfolgserlebnis haben, da wir die Angabe der verlorenen Kilos sehen. Aber was passiert, wenn wir von der Waage heruntersteigen und uns wieder unserem Leben widmen? Die Zwanghaftigkeit des Wiegens, des Abnehmens und die Kontrolle über unser Gewicht hält uns in einem Raum gefangen, der nichts mit dem richtigen Leben zu tun hat. Wir müssen arbeiten, unsere Rechnungen bezahlen, uns um unsere Familie kümmern, mit dem Hund spazieren gehen und unsere beste Freundin moralisch unterstützen, wenn sie Liebeskummer hat. Das Glück hat nichts mit der Zahl auf der Waage zu tun. Wenn wir mit uns selbst in Einklang sind, wenn wir zufrieden damit sind, wie unser Leben verläuft, wenn mir morgens aufwachen und sagen können: „Heute ist ein guter Tag!“, dann sind wir wirklich auf dem richtigen Weg.

Ich habe selbst endlich – nach vielen Versuchen und Fehlschlägen – eingesehen, dass ich einen anderen Weg einschlagen musste. Bis jetzt hatte ich mein Gewicht darüber bestimmen lassen, wie ich mich fühlte. Ich fühlte mich schlecht, also musste ich mein Gewicht ändern, um mich gut zu fühlen – doch das hat nicht funktioniert. Ich konnte nicht weiter in meiner Zwanghaftigkeit bleiben, immer wieder das Gleiche versuchen und erwarten, dass sich doch irgendwann einmal etwas ändert. Ich musste mich zuerst für das Glücklichsein entscheiden und die ganze Sache mit dem Essen loslassen. Wiegen, Abnehmen, Zunehmen, Hungern und Überessen hatten viel zu viel Platz in meinem Leben eingenommen. Wie viele schöne Momente hatte ich mir verwehrt, wie viele Erfahrungen nicht in mein Leben gelassen, nur weil ich so sehr auf mein Gewicht fixiert war? Von nun an wollte ich nicht mehr die Waage bestimmen lassen, wie ich mich fühlte. Es machte mich sehr traurig, dass ich mir so lange Zeit das Leben schwer gemacht hatte. Aber es war eine lehrreiche Lektion, die mir gezeigt hat, was im Leben wirklich wichtig ist: das eigene innere Glück, Wohlbefinden und das gute Gefühl, meinen Körper richtig zu bewohnen, ihn so zu nehmen, zu akzeptieren und lieben zu lernen, egal wie viel die Waage momentan anzeigt. Ich gab meine Zwanghaftigkeit auf und ich gab die Fixiertheit auf mein Gewicht auf. Ich konzentrierte mich auf mich, meine wahren Bedürfnisse, meine wahren Sehnsüchte und Träume. Was hinderte mich daran, meinen Weg zu gehen? Mein Leben nach meinen Vorstellungen zu gestalten? Außer mir selbst war es eigentlich niemand.

Dieser Prozess war nicht so leicht, wie es sich nun vielleicht liest. Ich hatte Rückschläge und es gab Situationen, in denen ich in die alten Muster zurückfallen wollte und es manchmal auch tat. Denn alte Muster sind sehr stark, sie lassen sich nicht von einer Sekunde auf die andere ablegen. In solchen Situationen dachte ich mir: „Heute könnte ich noch einmal so richtig schlemmen. Morgen wiege ich mich dann ab und starte einen neuen Abnehmversuch." – Und dann schlemmte ich. Am nächsten Tag kam dann der große Katzenjammer, als ich mich auf die Waage stellte. Solche Situationen wurden aber immer seltener. Mit viel Ausdauer und noch mehr Mitgefühl mir gegenüber veränderte sich meine Blickrichtung. Je mehr ich den Fokus von der Waage nahm, desto mehr begann ich das kleine Glück in den alltäglichen Dingen zu entdecken. Der Blick in strahlende Kinderaugen, das Lächeln eines Fremden in der U-Bahn, die Ruhe des Morgens, der Duft einer Tasse Kaffee und vieles andere mehr.

Bilder – die Nahrung der Seele

Ich habe es mir auf meiner Lieblingsbank im Park des spirituellen Zentrums von Abadiania mit meinen Schreibsachen gemütlich gemacht. Es ist ein angenehmer Vormittag, die Sonne wärmt meine Haut im Nacken, leicht streichelt der Wind meine Wangen. Vor mir steht ein riesiger Mangobaum und spendet Schatten, seine Wurzeln reichen tief in die Erde. Knorrig sieht er aus und doch so voller Leben. Zwischen seinen dichten, grünen Blättern sieht man vereinzelt eine Mango hängen. Der Baum strahlt Ruhe aus, ich fühle mich in seiner Nähe geborgen und gut aufgehoben. Um mich herum zwitschern die Vögel. Ihr Gesang ist erfüllt von der Freude und den Versprechungen des angebrochenen Tages. Nur der Motorlärm des Rasenmähers stört die Ruhe der Natur, aber sogar diese Geräusche vermischen sich perfekt mit dem Vogelgezwitscher und den leisen Worten, die der Wind erzählt. Ich habe hier einen herrlichen Ausblick über die Hügel des brasilianischen Hochlandes – sie sind grün und saftig, voller Lebenskraft und Ruhe. Am Horizont bilden sich ein paar flauschig weiße Wolken. Vielleicht vereinen sie sich später mit anderen flauschigen Wolken zu Regenwolken, werden mächtig und dunkel. Vielleicht öffnet dann, so wie gestern Nachmittag, der Himmel seine Schleusen. Welch herrliches Naturschauspiel, wenn der Regen auf die Erde niederprasselt und den Duft der Erde freisetzt!

Meine Augen können sich nicht sattsehen an all diesen Bildern. Immer wieder entdecke ich Neues: einen kleinen Papagei, der aus dem Geäst des Avocadobaumes schlüpft, oder einen Käfer, der mutig die Riemchen meiner linken Sandale erklimmen möchte. Hier regiert die Schönheit der Natur. Ich hatte sie noch vor kurzer Zeit im Trubel des Alltags nicht mehr gesehen. Meine Seele hat mich hier hergeführt, an diesen heiligen Ort, ganz weit weg von meinem geschäftigen Leben in Europa. Hier lerne ich wieder bewusst meine Seele zu nähren, mit Bildern, Eindrücken und Erlebnissen, mit Gesprächen, mit Gerüchen und mit Stille.

Oft verlieren wir uns in den unwichtigen Dingen des

Lebens, nehmen Kleinigkeiten so wichtig und nehmen uns so wichtig. Dabei füttern wir uns mit den falschen Dingen, beunruhigen unseren Geist mit den flimmernden Bildern aus dem Fernseher und stopfen uns mit Junkfood voll. Wir beruhigen unsere Nerven mit großen Kuchenstücken, sind dabei überfüttert, aber seelisch unterernährt. Die Lebensfreude schwindet und depressive Stimmung macht sich breit.

Unsere Seele wohnt in unserem Körper und je gesünder und vitaler wir unseren Körper erhalten, je liebevoller wir uns um unseren Körper kümmern und ihm Achtsamkeit und Respekt entgegenbringen, desto wohler fühlt sich die Seele darin. Unser Köper ist also die Wohnung, in der sich unsere Seele aufhält. Aber welche Nahrung braucht unsere Seele selbst? Ich atme tief ein, lehne mich auf meiner Bank zurück und blicke um mich. Auf den anderen Bänken sitzen vereinzelt Menschen. Sie sind still in Meditation versunken oder sprechen leise mit ihren Nachbarn. Auch sie genießen die Ruhe, erholen sich von den Irrwegen ihres Lebens und lassen die Seele baumeln. Ich vertiefe mich in die Natur um mich herum und lasse meine Gedanken schweifen. Ich habe sehr oft vergessen, auf die wahren Bedürfnisse meiner Seele zu achten und die Augen vor der Schönheit um mich herum verschlossen. Dabei ist es so einfach, denn wir können in jedem Augenblick in die Schönheit der Bilder um uns herum eintauchen, die Farben bewusst aufnehmen. Wir können die Menschen um uns herum bewusst wahrnehmen und ihre Stimmen in eine süße Melodie umwandeln lassen, die unser Herz berührt. Wir können die Farben ihrer Kleidung bewundern, wie zum Beispiel das intensive Blau, das uns an die Farbe des Meeres vom letzten Sommerurlaub erinnert. Wir können den Ausdruck in ihren Augen wahrnehmen, der uns so viel zu erzählen hat.

Wenn ich zu Hause in Wien aufstehe, öffne ich in der

Früh zuerst das Fenster im Wohnzimmer ganz weit, um den Morgen zu begrüßen. Ich liebe es, wenn die Stadt erwacht und noch dunkel ist. Die Waggons der Straßenbahn leuchten intensiv zu meiner Wohnung in den dritten Stock hinauf, manchmal nehme ich auch den Duft von frisch gebackenem Brot von der Bäckerei im Erdgeschoß wahr. Menschen beginnen vereinzelt ihre Wohnungen zu verlassen und machen sich auf den Weg zu ihren täglichen Jobs. Der Himmel erzählt mir, welche Kleider ich heute anziehen soll. Ich liebe diese Augenblicke, wenn ich den neuen Tag willkommen heiße. Was wird er mir bringen? Vor welche Herausforderungen werde ich heute gestellt werden? Welche Geschenke werde ich heute erhalten? Wohin will mich meine Seele heute führen und was möchte sie mir mitteilen? Welche Nahrung braucht sie heute? So wie der Körper Essen braucht, um gesund zu bleiben und sich wohlzufühlen, so braucht auch die Seele Nahrung.

Welche Nahrung braucht Ihre Seele? *Braucht die Seele Apfelstrudel?* Nein, Apfelstrudel braucht sie nicht. Apfelstrudel und jede Art von anderer Nahrung können nur unseren Körper nähren. Natürlich trägt Nahrung, schön zubereitet und bewusst genossen, zu unserem Wohlbefinden bei. Zu essen ist lebensnotwendig, Nahrung gibt uns Gesundheit und kann Medizin für den Körper sein, ihn heilen und ihn in seiner vollen Vitalität erstrahlen lassen. Aber Apfelstrudel kann nie wirklich Seelennahrung sein.

Was braucht unsere Seele? Vielleicht haben Sie im Trubel des Alltagslebens ganz vergessen, dass Sie überhaupt eine Seele haben, die auch gefüttert werden möchte? Sie möchte vorerst einmal durch Ihre Aufmerksamkeit genährt werden. Was ist da in Ihnen, das so schwer greifbar und doch immer präsent ist? Treten Sie in Kontakt mit ihr. Spüren Sie, wie ganz tief in Ihrem Inneren etwas verborgen ist, das auch zu Ihnen gehört: Ihre Essenz, Ihr Licht, Ihre Seele. Sie nähren

Ihre Seele, indem Sie schöne Bilder betrachten oder wenn Sie sich in der Natur befinden und auch wenn Sie Musik hören. Tauchen Sie ein in die Schwingungen der verschiedenen Töne und baden Sie in den Klängen. Musik ist heilsam, sie kann Menschen ganz tief berühren.

Sie müssen nicht an einem besonderen Ort sein, um Ihre Seele zu nähren. Nehmen Sie sich tagsüber immer wieder Zeit, um Ihre Umgebung zu betrachten. Lassen Sie die Bilder, die Sie dabei erhaschen, in Ihr Bewusstsein sinken. Betrachten Sie den Himmel, die Natur oder die Pflanzen in Ihrer Wohnung. Vielleicht möchten Sie sich eine neue Topfpflanze kaufen oder einen Blumenstrauß, dessen Schönheit Sie bewundern können? Nehmen Sie sich am Wochenende Zeit für einen Besuch im Museum, im Park oder im Kaffeehaus und lassen Sie die Bilder um sich herum wirken. Gehen Sie in die Natur und lassen Sie den Frieden, den sie ausstrahlt, auf sich wirken. Betrachten Sie die Bäume, die Gräser auf der Wiese und die Insekten auf den Blüten. Sie werden merken, wie Ihre Seele davon gesättigt wird – ganz ohne den Verzehr von Apfelstrudel.

Ich kehre gedanklich wieder zurück zu meinem Platz auf der Parkbank. Es ist Zeit für einen kleinen Spaziergang. Ich packe meine Sachen zusammen und stehe auf. Während ich langsam den Weg entlangschlendere, nehme ich die Schönheit der Umgebung mit all meinen Sinnen auf.

Atem – die Verbindung zur Seele

Ohne Atem gibt es kein Leben! Gehört haben Sie das bestimmt schon recht oft, aber haben Sie es auch schon einmal bewusst gespürt? Ich überprüfe es gleich einmal bei mir, atme tief ein und aus und fülle meine Lungen mit frischem Sauerstoff. Automatisch richte ich mich dabei auf, damit die köstliche Luft noch besser in mich hineinströmen kann, um dann wieder ganz von selbst aus dem leicht geöffneten Mund herauszuströmen. Ich fühle mich gleich viel lebendiger, viel wacher und viel aufnahmefähiger. Mit dem Atem strömt nicht nur der Sauerstoff in mich hinein, sondern auch die Energie, die um mich herum ist. Ich werde mit Lebenskraft aufgefüllt. Meine Zellen beginnen im Gleichklang zu schwingen, alles in meinem Körper wird harmonisch ausgerichtet.

Tiefes Atmen bringt Energie, gleicht aus und harmonisiert uns. Unser Atem verbindet den Körper mit dem Geist und mit unserer Seele. Wenn wir in einer unangenehmen Situation sind, bemerken wir vielleicht, dass wir den Atem anhalten oder ganz flach atmen, dadurch schneiden wir uns jedoch vom Strom des Lebens ab und laden Ängste in unser Energiefeld ein. Kaum haben wir uns versehen, werden wir so zu einem ängstlichen, das Leben fürchtenden Wesen.

Hier in Brasilien gehe ich jeden Morgen vor dem Frühstück in den wunderbaren Garten, der zur Pension gehört. Mit jedem Schritt atme ich bewusst tief ein und aus, begrüße den herrlichen Morgen und bereite mich auf einen freudvollen Tag vor. Ich lassen den Atem in mich hineinströmen, spüre, wie er meinen Körper belebt und wie er mich mit ihm verbindet. Gleichzeitig verbinde ich mich mit dem Garten, in dem ich mich befinde, mit dem großen Mango- und dem Avocadobaum und auch mit der Bananenstaude am Wegrand. Ich spüre die Verbindung zu meiner Seele. Ich nehme wahr, dass ich nicht nur der Körper bin, der hier geht, sondern dass ich mich wiederfinde in den Wolken am Himmel, in den zwitschernden Vögeln und den Kieselsteinen am Weg. Durch den Atem bin ich mit meiner Seele und der Unendlichkeit des Universums verbunden.

Solange wir leben, atmen wir. Wir können nicht einfach beschließen zu atmen aufzuhören. Wir atmen nicht bewusst, sondern es atmet uns. Es spricht aber nichts dagegen, die Qualität unseres Lebens zu erhöhen, indem wir uns immer wieder unserer Atmung bewusst werden und ein paar tiefe Atemzüge machen. Es kostet keine Zeit und es kostet keine Anstrengung. Es bringt uns zu uns zurück und zu dem Augenblick, in dem wir uns gerade befinden, zu der Aufgabe, die wir gerade erledigen. Bewusstes Atmen zentriert uns, gleicht uns aus und macht uns aufmerksam für die Vorgänge um uns herum.

Um unsere Nahrung gut zu verdauen – zu verstoffwechseln –, brauchen wir Sauerstoff. Je flacher und oberflächlicher wir atmen, desto weniger Sauerstoff steht uns für die Vorgänge in unserem Körper zu Verfügung. Wir unterstützen also unseren Körper, wenn wir tief atmen. Haben Sie schon einmal bemerkt, dass Sie nach einer sportlichen Betätigung keinen Hunger spüren? Obwohl Sie vorher vielleicht noch einen unbestimmten Appetit wahrgenommen haben, ist dieser jetzt wie weggeblasen. Das liegt daran, dass die Zellen durch den Sauerstoff genährt, der Körper harmonisiert und ausgeglichen wurde. Auch wenn Sie während einer Mahlzeit immer wieder bewusst atmen, unterstützen Sie Ihren Körper.

Wie wichtig der Atem ist, werden Sie herausfinden, wenn Sie ein bisschen experimentieren: Beobachten Sie, wie Sie sich fühlen, wenn Sie flach atmen und dann ein paar tiefe Atemzüge nehmen. Bemerken Sie den Unterschied? Merken Sie, wie Sie sich sofort wohler fühlen? Ihr Körper reagiert und auch Ihre Seele. Können Sie die Verbindung zur Seele spüren?

Wenn Sie das nächste Mal einen unbestimmten Appetit auf eine Speise verspüren – und bevor Sie zu etwas Essbarem greifen –, probieren Sie doch einmal die folgende Übung aus:

Setzen Sie sich gerade hin, mit beiden Fußsohlen am Boden und atmen Sie ganz langsam dreimal tief ein und aus. Spüren Sie in den Körper hinein, spüren Sie, wie Sie ruhig werden und die Gier dabei verschwindet. Spüren Sie, dass Sie mit etwas verbunden sind, das größer ist als Sie, größer als Ihr Alltagsbewusstsein. Etwas, das liebevoll und unangehaftet im Hintergrund steht und Sie unterstützt, Sie bei Ihren Aufgaben leitet und führt. Es ist Ihre Seele, deren größter Wunsch es ist, dass Sie in diesem Moment glücklich sind. Das Stück Schokolade, das Sie eben noch essen wollten, ist unwichtig geworden.

Die Wunder des Alltags

Vor der Tür meines Zimmers in der Pension hat es sich eine Raupe bequem gemacht. Sie ist dunkelbraun, behaart und ziemlich dick. Jedes Mal, wenn ich in mein Zimmer gehe, sehe ich, dass sie ihre Position verändert hat. Sie wandert hin und her, so als würde sie diesen Ort bewachen, deswegen habe ich sie „meinen Bodyguard" genannt. Gestern war sie plötzlich in meinem Zimmer und kroch am Bettvorleger herum, so als ob sie hier zu Hause wäre. Ich habe sie vorsichtig auf einem Blatt Papier nach draußen befördert. Vor der Türe habe ich sie deutlich lieber als in meinem Zimmer. Ich betrachte sie eingehend. Eigentlich ist sie ganz süß in ihrer Raupenart. Wer weiß, wo ihr Weg sie noch hinführt? Morgen Verpuppung, übermorgen ein Schmetterling. Es ist unglaublich schön zu beobachten, welche Wunder sich die Natur ausgedacht hat!

Gestern war ich mit meiner Freundin Sibylle bei einem versteckten Wasserfall, es ist ein sehr kraftvoller und heiliger Ort. Wir haben uns auf eine große Felsplatte gestellt und ließen uns von den herunterprasselnden, glitzernden Strahlen des Wassers reinigen. Ein riesiger metallisch glänzender blauer Schmetterling tänzelte über unseren Köpfen. Danach fühlten wir uns aufgeladen und völlig frei. Unsere Augen strahlten wie die kleiner Kinder in Erwartung des Christkindes, es war ein wunderschönes Erlebnis!

Ich mache es mir nun wieder auf meiner Parkbank gemütlich und denke weiter über die Wunder des Alltags nach. Wie oft erkennen wir diese kleinen Geschenke, die uns der Tag bringt, nicht? Wir hetzen durch den Alltag, von einem Termin zum anderen, von einer Verpflichtung zur anderen. Wir laden uns noch mehr Verpflichtungen auf und räumen unsere Tage voll mit ach so wichtigen Dingen. Wo bleibt da noch Zeit für Wunder? Wo bleibt Zeit, um innezuhalten, stehen zu bleiben und sich für einen Moment in der Schönheit der Wolken am Himmel zu verlieren oder um die Zimmerpflanze wahrzunehmen, die am Fensterbrett unseres Büros ein ungeliebtes Dasein fristet. Wir haben vergessen in all der Hektik auf die wahren Wunder zu achten.

Vielleicht glauben wir, dass ein Lottogewinn unser Leben für immer in ein Märchen umwandeln wird oder ein Haus am Land uns glücklich machen wird. Wir wünschen uns den Traummann oder die Traumfrau für ein perfektes Leben, um dann zu erkennen, dass auch sie ganz normale Menschen sind, die uns wieder auf den Boden der Tatsachen zurückbringen. Wir wünschen uns eine tolle Karriere und sitzen doch noch immer mit dem langweiligen Kollegen im gleichen Büro. Wir wollen so aussehen wie Cindy Crawford oder wünschen uns heimlich eine Verabredung mit George Clooney. Wir hadern mit unserem Schicksal und erkennen dabei nicht, dass alles schon hier ist, denn jeder Tag ist einzigartig und jeder Augenblick birgt neue Möglichkeiten und Wunder in sich.

Warum soll man nicht das Leben, das man hat, einfach

lieben? Es bedeutet deshalb nicht, es nicht verändern zu wollen oder nach Dingen zu streben, die man haben möchte. Es bedeutet nicht, seine Träume aufzugeben und seine Wünsche zurückzunehmen. Das Leben zu lieben, das man hat, bedeutet auch nicht, sich zurückzulehnen und mit einer Chipstüte in der Hand auf den eigenen Erfolgen auszuruhen. Man kann und soll sich Ziele setzen und diese erreichen. Um sich dann wieder neue zu setzen und den Weg dorthin zu genießen. Wenn wir fit werden möchten, dann tun wir es. Wenn wir unsere vor dem Fernseher hinaufgefutterten Kilos wieder loswerden wollen, dann setzen wir die entsprechenden Schritte dazu. Das Leben ist Bewegung, ständige Weiterentwicklung und dazu da, immer wieder neue Erfahrungen zu machen. Wir sollten dabei jedoch nie vergessen, demütig zu bleiben und mit Dankbarkeit das zu schätzen, was uns das Leben im Hier und Jetzt zur Verfügung stellt.

Die wahren Wunder erkennen wir nur, wenn wir innehalten und genau hinschauen, wenn wir eintauchen in den Augenblick und seine Tiefe erkennen, wenn wir hinter die Dinge sehen, wenn wir mit offenem Herzen all das begrüßen, was uns der banale Alltag bringt. Der Alltag ist gar nicht alltäglich, er birgt so viele Wunder in sich, wenn wir uns darauf einlassen. Sei es die Raupe vor dem Zimmer oder der Bürokollege, der uns zu unserem Geburtstag einen Kuchen gebacken hat. Das Wunder beginnt, wenn wir morgens die Augen öffnen. Es ist das Wunder eines neuen Tages. Wir haben immer wieder die Chance, einen Neubeginn zu starten. Vielleicht erledigen wir heute diesen lästigen Anruf und bekommen als Geschenk einen Augenblick später eine Einladung zu einer netten Party?! Sind wir mit dem Herzen dabei, wenn wir das Frühstück zubereiten? Es ist eine Freude, den Duft des Kaffees einzuatmen, der durch die Wohnung zieht. Man kann spüren, wie sich der Hunger am Morgen langsam meldet, und dann ein geschmackvolles Frühstück genießen. Es sind einfache, alltägliche Dinge – und doch steckt ein Wunder in jeder Kleinigkeit. Wir können den „großen Wünschen" unser Leben lang hinterherjagen, um am Ende zu erkennen, dass wir damit unsere ganze kostbare Zeit verschwendet haben. Wäre es nicht besser, sofort in diesem Moment die Wunder zu erkennen? Jeder neue Tag hat das Potenzial, ein wunderbarer Tag zu werden. Wir müssen es nur erkennen und uns entscheiden, wie wir unseren Alltag sehen wollen: als Wiederholung von lästigen Pflichten oder als neue Chance, seine Besonderheit wahrzunehmen? Öffnen wir doch unser Herz für die kleinen Dinge des Lebens: Wunder passieren in jedem Augenblick!

Wie zur Bestätigung des soeben Geschriebenen fliegt ein riesiger zitronengelber Schmetterling vorbei. Ich tauche ein in seine schillernde Schönheit – ein weiteres Wunder.

Im Augenblick ist alles gut

Meine Freundin Sibylle und ich sitzen beim Frühstück. Es ist ein wunderschöner, sonniger Morgen. Das heftige Gewitter der letzten Nacht hat die Luft gereinigt, es riecht nach Erde und frisch gebrühtem Kaffee. Ich genieße meine tägliche Papaya, die köstlich süßen Ananas und Rührei. Bei uns am Tisch sitzt Jim, ein sehr dünner, zerbrechlich aussehender Mann aus San Francisco. Ich kann nicht einschätzen, wie alt er ist. Manchmal sieht er aus wie ein kleiner, schüchterner Junge und dann wieder hat er einen Ausdruck von Weisheit und Abgeklärtheit in seinem Gesicht. Jim ist sehr krank, er leidet an Parkinson. Seine Bewegungen sind langsam, seine Hand zittert, während er mit Mühe versucht, das große Stück Wassermelone auf seinem Teller zu zerteilen. Wir sprechen über dies und das. Sibylle macht eine Bemerkung und Jim gibt dazu einen sehr witzigen Kommentar ab, wir schmunzeln. Sibylle sagt: „Du hast aber viel Humor!", woraufhin Jim ganz trocken antwortet: „Das ist alles, was mir geblieben ist." Wir lachen alle aus vollem Herzen.

Wir sind drei Wesen, die das Leben aus ihrem Alltag herausgenommen und an einen Frühstückstisch in Brasilien gesetzt hat. Drei Persönlichkeiten, jede mit einer Geschichte, jede mit einem Rucksack voller Erfahrungen und oft unnötig mitgeschlepptem Ballast, eine davon hat eine schwere Krankheit. In dem Augenblick bleibt die Zeit stehen. Ich kann richtig spüren, wie sich die Kraft des Lebens in diesem Moment ausbreitet. Egal wer wir sind, von wo wir kommen, was wir in Zukunft alles machen und erleben werden: Jetzt lachen wir, über die witzige Bemerkung, über uns, über unser gesamtes Leben. In dem Augenblick haben wir uns losgelöst von unseren Dramen – die Sonne scheint, das Frühstück schmeckt köstlich, unser Herz ist leicht und hüpft vor Freude, in diesem Augenblick ist alles gut.

Wie sehr leben Sie im Augenblick? Tauchen Sie ein in den Moment und erfahren Sie die absolute Losgelöstheit von Ihrem Leben und Ihren Problemen? Wenn es Ihnen so geht wie den meisten von uns, dann passiert das viel zu selten. Wir wühlen in der Vergangenheit herum, wir sehen uns viel zu oft an, wie unser Leben verlaufen ist, was wir alles falsch gemacht haben, was wir alles verbockt haben, was wir alles nicht gemacht haben oder hätten machen sollen. Schuldgefühle lasten auf uns, Menschen werden von uns verurteilt und wir verurteilen uns selbst. „Wenn ich doch nur das Stück Torte nicht gegessen hätte", oder „Er hätte mir nicht unter die Nase halten sollen, dass meine Hose etwas knapp um die Schenkel sitzt." So quälen wir uns herum, während wir die scheinbaren Irrwege unserer Vergangenheit betrachten. Wenn wir uns nicht gerade in vergangenen Dramen befinden und sie zu analysieren versuchen, dann befinden sich unsere Gedanken in der Zukunft: Was wir alles machen werden, was alles anders wird, wie wir unser Leben in die richtigen Bahnen lenken könnten, damit wir endlich ein zufriedenes und glückliches Leben führen können. Wenn wir 5 kg weniger hätten und wenn wir nur in Kleidergröße 36 passen würden, dann wäre alles anders, dann wären wir anders. Wir stellen uns vor, wie Menschen in unserem Umfeld handeln würden und wie sie uns endlich so behandeln würden, wie wir es verdient hätten – und alles würde sich gut anfühlen. Wir bauen Luftschlösser und halten uns darin auf. Wir verbringen den Tag damit, in Gedanken irgendwo zu sein, nur nicht dort, wo wir zu Hause sind, im Augenblick, in der Gegenwart, in diesem Moment.

Uns steht immer nur der jetzige Moment zur Verfügung, das ist der Ort der Kraft. Hier ist die einzige Möglichkeit, in der wir durch unsere Gedanken, unsere Gefühle und unsere Handlungen unser Leben bestimmen können. Wenn wir uns in der Gegenwart aufhalten, mit allen Sinnen, mit unserer Konzentration und unserem Fokus, dann gibt es keine Probleme, dann ist alles gut.

Nur in der Gegenwart treffen wir die Entscheidung, ob wir etwas essen, was uns gut tut, oder ob wir uns Junkfood einverleiben. Nur im aktuellen Moment greifen wir zum Schokoriegel und öffnen ihn. Wir öffnen ihn nicht morgen oder haben ihn gestern geöffnet. Nein, es passiert immer genau im Moment, in dem wir etwas tun oder nicht tun. Wir befinden uns in der Gegenwart, wenn wir langsam kauen oder das Essen schnell hinunterschlingen, wenn wir das Besteck weglegen oder wenn wir uns eine weitere Portion Lasagne nehmen, obwohl wir eigentlich schon satt sind. Wenn wir uns ausmalen, was wir alles essen könnten, möchten, sollten oder nicht sollten, dann entstehen unzählige Bilder und

Szenarien im Kopf. Wir sind überfordert, wir geraten in Panik: „Werde ich heute Abend den leckeren Versuchungen im Restaurant am Buffet widerstehen können?", „Werde ich es schaffen, am Wochenende den Kuchen zum Kaffee wegzulassen oder nur ein kleines Stück zu essen?" Damit machen wir uns aber nur verrückt, denn wenn wir uns nur darauf konzentrieren, was wir jetzt im Moment essen, dann gibt es nichts, was uns unruhig machen könnte.

Im Augenblick sitze ich hier und schreibe. Ich mag es, wie der Stift über das Papier gleitet, ich spüre die weiche Unterlage des Sessels, auf dem ich sitze. Kurz verjage ich mit einer leichten Handbewegung eine Fliege, die vor meinen Augen herumtanzt. Ich höre die Vögel, wie sie fröhlich jubilierend ihr Lied zum Besten geben. Ich spüre, wie mein Atem leicht und frei fließt. In meinem Herzen ist Frieden, ich fühle mich gut. Sich im Augenblick aufzuhalten ist so, wie nach einer langen Reise endlich nach Hause gekommen zu sein, einfach da zu sein und sich nicht von seinen oft irre gewordenen Gedanken forttragen zu lassen, sich in Illusionen zu verstricken und zu leiden.

Unser Leid entsteht dann, wenn wir uns in der Zukunft oder in der Vergangenheit aufhalten. Wenn wir Dinge ändern möchten, sie rückgängig machen möchten oder wenn wir unser Leben anders haben wollen. Wir winden uns und werden zornig: „Warum ist es nicht so, wie ich es gerne hätte?", jammern wir dann und fühlen uns schlecht. Im Augenblick zu leben heißt alles so gutzuheißen, wie es momentan ist. Einzutauchen in das Leben, wie es sich momentan präsentiert, und sich nicht um die Vergangenheit zu kümmern. Es ist, wie es ist. Im Augenblick ist alles gut, so wie es ist, wir können aufhören zu kämpfen, so einfach ist es und doch oft so schwierig.

Das Paradoxe an der ganzen Sache ist: Erst wenn wir aufhören zu kämpfen, gegen die anderen, gegen uns und gegen das Leben, dann können Wunder geschehen. Wenn wir uns auf den Moment einlassen und aufhören uns zu wehren gegen das, was ist, dann kann sich die Starre in uns auflösen und wir können uns in den Moment hinein entspannen.

Menschen, die im Augenblick leben, haben eine besondere Ausstrahlung. Sie tragen nicht die Bürde ihrer Vergangenheit mit sich herum, sie klammern sich auch nicht an Vorstellungen, wie die Zukunft sein sollte. Sie haben sich befreit von der Last, haben alte Wunden geheilt und mit ihrer Vergangenheit Frieden geschlossen. Sie verschwenden nicht zu viele Gedanken an zukünftige Ereignisse, denn sie wissen, dass ihre einzige Kraftquelle die Gegenwart ist. Hier findet das Leben statt, hier herrscht die Leichtigkeit des Seins, hier ist alles in Ordnung und hier gibt es keine Zwanghaftigkeit. Wenn wir uns mit unserer ganzen Bewusstheit einem Augenblick widmen und uns entspannen, verschwindet der Drang, Essen in uns hineinzustopfen oder so lange zu essen, bis uns schlecht ist. Hier verurteilen wir unseren Körper nicht, weil er nicht den gesellschaftlichen Idealvorstellungen entspricht und wir keine perfekte Bikinifigur haben.

Im Augenblick zu leben heißt aber nicht, die Verantwortung für sein Leben nicht zu tragen. Natürlich hat alles, was wir tun, Konsequenzen. Mit dem, was wir heute essen und wie wir mit uns und unserem Körper umgehen, gestalten wir unser Leben von morgen. Es macht einen großen Unterschied, ob wir beim Abendessen die ganze Pizza verspeisen oder ob wir nach einem Stück aufhören. Handeln können wir aber immer nur in der Gegenwart, denn hier liegt die Kraft. Auch wenn wir essen, essen wir immer in der Gegenwart, alles andere sind Gedanken im Kopf. Wenn man sich in seinem Körper wohlfühlt, passiert das im Jetzt, man kann nicht für morgen oder gestern fühlen. Im Augenblick zu sein heißt bewusst zu sein. Die Zukunft liegt vor uns, wir können sie zwar planen, aber letztendlich wissen wir nie, was wirklich sein wird, aber wir können darauf vertrauen, dass wir von unserer Seele geführt und geleitet werden. Wir können darauf vertrauen, dass alles gut ist und gut sein wird. Diese Erkenntnis befreit uns von einer großen Last – und die Seele beginnt zu lächeln.

Nur die Liebe zählt

Da sitze ich nun am Tag meiner Heimreise ein letztes Mal auf der Terrasse des spirituellen Zentrums. Einen ganzen Monat war ich hier und habe über mein Leben, mein Essverhalten und über die Seele reflektiert.

Hier habe ich köstliches Essen genossen, wunderbare tropische Früchte wie Mangos, Papayas und Ananas haben mir schon das Frühstück versüßt. Ich habe auch neue Gerichte kennengelernt, in Brasilien gibt es eine Gemüseart, die sich „Chuchu" nennt und aussieht wie eine Kreuzung zwischen einer Avocado und einer Zucchini. „Chuchu" gab es fast täglich in den verschiedensten Zubereitungsvarianten und es hat mir jedes Mal geschmeckt. Außerdem bin ich wieder auf den Geschmack von Roten Rüben gekommen, die ich eigentlich in den vergangenen fünfzehn Jahren nicht gegessen habe. Nur einmal musste ich etwas ausspucken: eine Frucht, die wie eine riesengroße Knoblauchzehe aussieht und sehr, sehr eigenartig schmeckt. „Entweder man liebt sie oder man verabscheut sie", schmunzelte John aus Kalifornien, während wir am Mittagsbuffet standen, und lud sich reichlich davon auf seinen Teller. Den Namen der Frucht habe ich vergessen, aber ich bin mir sicher, dass ich nie mehr davon probieren möchte.

Eigentlich ist das Essen während meines Aufenthaltes hier sehr stark in den Hintergrund getreten. Normalerweise habe ich fast täglich ein bis zwei Stück Bitterschokolade genossen, hier habe ich keinen einzigen Bissen davon gegessen. Ich hatte gar keine Lust darauf, Süßigkeiten haben momentan keinen Reiz für mich.

Hier habe ich die Schönheit meiner Seele in ihrer ganzen Strahlkraft kennengelernt. Hier bin ich in die Stille eingetaucht, habe mich in der Meditation in meinen inneren Raum begeben und die letztlich wahre Nahrung der Seele kennengelernt: die Liebe. Sanft schlummernd fand ich sie in meinem Herzen und weckte sie. Mit jedem Tag wurde sie größer und wie eine Rosenknospe ihre Blütenblätter entfaltet, so blühte auch sie auf, ganz ohne Anstrengung, anmutig und doch so kraftvoll. Die Liebe breitete sich in meinem ganzen Herzen aus, füllte mein gesamtes Wesen. Sie nahm mich sanft in den Arm, um mich für immer darin zu halten. Ich war zu Hause, ich war endlich angekommen.

Liebe ist die wertvollste und wichtigste Nahrung für die Seele, nur sie kann die Seele nähren, Apfelstrudel, Eiscreme und Schokolade können das nicht, aber auch nicht Gemüsesuppe oder Kartoffelpüree, denn die Seele braucht keine physische Nahrung, diese nährt den Körper und macht ihn satt. Aber die Seele sattmachen können wir nur, indem wir uns selbst lieben, uns Mitgefühl entgegenbringen dafür, dass wir nicht perfekt sind, dafür, dass wir menschlich sind. Wenn wir liebevoll, achtsam und respektvoll mit uns umgehen, dann wollen wir auch nicht mehr unseren Körper durch Überessen belasten oder durch Nahrung, die uns nicht gut tut. Wenn wir uns annehmen und lieben, so wie wir sind, müssen wir Essen nicht mehr als Ersatz verwenden.

Letztendlich ist die Liebe alles, was zählt, und alles, was bleibt. Die Liebe, die ganz tief in unseren Herzen sitzt und die direkte Verbindung zu unserem Schöpfer ist. Die Liebe, die uns Menschen miteinander verbindet, auf einer Ebene, auf der es keine Unterschiede gibt, auf der Ebene, auf der wir alle gleich sind. Die Liebe, die in uns allen wohnt.

Liebe ist ein großes Wort. Wir können sie nicht erklären und oft verwechseln wir sie mit Abhängigkeit oder anderen Gefühlen. Wir stellen Bedingungen an die Liebe und erwarten von anderen Menschen, dass sie uns lieben. Liebe kann aber nicht beschrieben werden, sie muss gefühlt und gelebt werden, dann brauchen wir auch kein Wort mehr dafür. Um sie zu entdecken, müssen wir nicht nach Brasilien fliegen oder uns in ein Kloster zurückziehen, wir tragen die Liebe in uns. Wenn wir das entdecken, werden wir nie wieder hungern, dann brauchen wir keine Süchte mehr und müssen uns nicht mehr mit Essen vollstopfen oder versuchen unseren Schmerz mit oberflächlichem Vergnügen zu betäuben.

Wenn wir die Liebe in unserem Herzen entdecken, wenn wir damit unsere Seele nähren und unseren wiedergefundenen Frieden nach außen tragen können, dann sind wir ganz. Wir brauchen uns nicht zu entscheiden zwischen genussvollem Essen und Seelennahrung, wir können beides haben, es ist sogar sehr wichtig, beides in unserem Leben zu integrieren: den Genuss des Essens und das Nähren der Seele.

Wenn wir das gelernt haben, haben wir die Einfachheit des Lebens begriffen. Ein Leben, das ohne Essen und Genuss seine Farben verlieren würde. Wir haben dann aber auch erkannt, dass zu grelle Farben uns blind für die Schönheit des Augenblicks machen würden. Nur so können wir Ganzheit erlangen, nur so befinden wir uns im Gleichgewicht und sind offen für alle Erfahrungen, die uns das Leben noch bieten möchte. Satt, zufrieden und das kleine Glück genießend können wir das Leben anlächeln und neugierig weiterschreiten, hin zu neuen Erlebnissen, immer mit der Liebe in unserem Herzen.

VIII. Nachwort

In diesem Buch habe ich in sieben Kapiteln die sieben Schritte beschrieben, wie Sie wieder zu einem gesunden Essverhalten zurückfinden können. Hier sind sie zusammengefasst:

1. Schritt: Essen Sie nur, wenn Sie hungrig sind!
2. Schritt: Essen Sie, worauf Sie Lust haben und was Ihnen gut tut!
3. Schritt: Genießen Sie jeden Bissen!
4. Schritt: Hören Sie auf, wenn Sie satt sind!
5. Schritt: Achten Sie Ihre Gefühle!
6. Schritt: Behandeln Sie Ihren Körper gut!
7. Schritt: Nähren Sie Ihre Seele!

Lassen Sie auf Ihrer Reise zu mehr Gesundheit und zu einem genussvollen und glücklichen Leben jeglichen Anspruch auf Perfektion los. Haben Sie Mitgefühl für sich und andere, seien Sie unbeschwert, gehen Sie mit Leichtigkeit. Jeder noch so kleine Schritt ist wertvoll, jede winzige Veränderung ist wichtig. Die Belohnung, die Sie dafür bekommen, ist mehr Zufriedenheit und Wohlbefinden auf allen Ebenen.

Ich wünsche Ihnen auf Ihrem Weg viel Erfolg!

Martina Tischer

IX. Anhang

Danksagung

Im Laufe meines Lebens habe ich viele wunderbare Menschen getroffen, die mich inspiriert, ermutigt und auf meinem Weg begleitet haben. Die Erfahrungen mit ihnen waren schön, manchmal auch schmerzhaft, aber immer wertvoll. All diesen Menschen gilt mein besonderer Dank.

Ich bedanke mich beim Goldegg Verlag und bei Verena Minoggio-Weixlbaumer für die Möglichkeit, dieses Buch schreiben zu können. Herzlichen Dank meiner Lektorin Valentina Bruns für ihre Anregungen und ihr Bestreben, das Buch zu einer runden Sache zu machen.

Mein ganzer Dank gilt Monika Frasl. Sie hat mich dazu gebracht, meine Ideen in die Tat umzusetzen. Überaus dankbar bin ich Judith Wolfsberger vom writers' studio, die mir geholfen hat, die Kreativität in meinem Inneren zu wecken. Danke an Lydia Hopfgartner, Sabine Indinger und Laura Tavella für die vielen fröhlichen Stunden des gemeinsamen Schreibens und für euer wertvolles Feedback.

Mein aufrichtiger Dank gilt auch meinem Coach Hubert Kienast dafür, dass er an mich glaubt und mir immer neue Wege aufzeigt, mein Leben freudvoller und erfolgreicher zu gestalten.

Von ganzem Herzen danke ich meinen wunderbaren und langjährigen Freunden Traude Geppel-Mikes und Walter Mikes, Sonja Hable, Peter Hasa, Michaela Lechner, Astrid

Loidl, Karmen Mentil, Iris Müller, Ingeborg Nuhsbaumer und Edith Willegger für ihr offenes Herz, ihr Verständnis, ihre Ehrlichkeit, das gemeinsame Lachen und für die vielen nährenden Gespräche.

Besonderer Dank gilt auch Sieglinde Wagner für die schöne und wertvolle Zeit in Brasilien und Ingrid Huber, Carina Huber und Karin Seidler für die gemeinsamen Stunden, die ich mit euch verbringen darf.

Mein innigster Dank gilt Josef Nuster für die aufrichtige Freundschaft fürs Leben.

Und aus tiefstem Herzen danke ich meiner Familie. Euch widme ich dieses Buch.

Über die Autorin

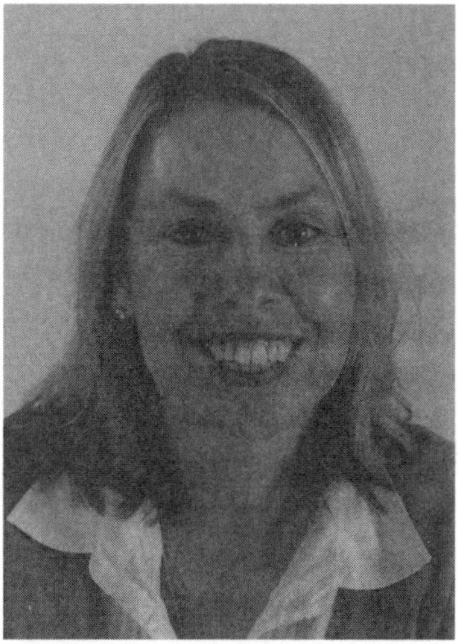

Martina Tischer wurde 1966 in Kirchberg/Pielach geborgen. Nach der Matura zog es sie ins Ausland, wo sie die nächsten zehn Jahre im Tourismus arbeitete. Sie war als Au-pair-Mädchen, Zimmermädchen, Rezeptionistin, Sekretärin, Animateurin, Reiseleiterin, Kellnerin sowie als Barstewardess und Cabinstewardess auf Kreuzfahrtschiffen tätig. Ihre Wege führten sie unter anderem nach Frankreich, Griechenland, in die Schweiz, nach Skandinavien, Australien und Neuseeland.

Mit 29 Jahren zog es sie zurück nach Wien, wo sie begann, Ernährungswissenschaften zu studieren. 2005 schloss sie das Studium mit dem Wahlschwerpunkt Psychologie und Soziologie der Ernährung/Ernährungsberatung ab. 2008 gründete sie ihr Unternehmen „food&soul ernährungsberatung“.

Sie litt selbst jahrelang unter einem gestörten Essverhalten und begann dadurch sich intensiv mit den emotionalen Aspekten der Ernährung und den Bedürfnissen der Seele auseinanderzusetzen. Neben vielen Selbsterfahrungsseminaren absolvierte sie auch eine Ausbildung in transpersonaler Psychologie.

Im Buch arbeitet sie ihre persönlichen Erlebnisse auf und beschreibt, wie jeder seinen Weg zurück zu einem gesunden und genussvollen Essverhalten finden kann.

Literatur

Abramson, Edward: Body Intelligence – Lose weight, keep it off & feel great about your body without dieting!, McGraw-Hill, New York 2005

Albers, Susan: Eating mindfully – how to end mindless eating & enjoy a balanced relationship with food, New Harbinger Publications, Inc., Oackland, CA 2008

Albers, Susan: 50 ways to soothe yourself without food, New Harbinger Publications, Inc., Oackland, CA 2009

Cameron, Julia: The writing diet – write yourself right-size, Penguin Books ltd., New York 2007

Dahlke, Rüdiger: Richtig Essen – der ganzheitliche Weg zu gesunder Ernährung, Knaur Verlag, München 2006

David, Marc: Vom Segen der Nahrung, Ansata Verlag, Interlaken 1992

Ford, Debbie: Die dunkle Seite der Lichtjäger – Kreativität und positive Energie durch die Arbeit am eigenen Schatten, Wilhelm Goldmann Verlag, München 1999

Ginsburg, Lynn; Taylor, Mary: What are you hungry for? Women, Food and Spirituality, St. Martin's Press, New York 2002

Göckel, Renate: Endlich frei vom Esszwang – Zwölf Beispiele, wie man die Ess-Sucht überwinden kann, Kreuz Verlag, Stuttgart 1992

Göckel, Renate: Endlich schlank – wird alles besser?, Kreuz Verlag, Stuttgart 2008

Göckel, Renate: Tatort Kühlschrank – Wenn Essen zum Problem wird, Kreuz Verlag, Stuttgart 2003

Göckel, Renate: Warte nicht auf schlanke Zeiten – Ein Buch für starke Frauen, Kreuz Verlag, Stuttgart 2002

Gould, Roger: Shrink yourself – break free from emotional eating forever!, John Wiley & sons, Inc., New Jersey 2007

Grimm, Hans-Ulrich: Die Ernährungslüge, Droemer Verlag, München 2003

Grimm, Hans-Ulrich: Die Kalorienlüge, Dr. Watson Books, Stuttgart–Bad Cannstatt 2008

Gross, Werner: Hinter jeder Sucht ist eine Sehnsucht – die geheimen Drogen des Alltags erkennen, Verlag Herder, Freiburg im Breisgau 1985

Hirschmann, Jane R.; Munter, Carol H.: When women stop hating their bodies – freeing yourself from food and weight obsession, The Random House Publishing Group, New York 1995

Kessler, David A.: Das Ende des großen Fressens, Wilhelm Goldmann Verlag, München 2011

Koenig, Karen R.: The Rules of „Normal" Eating – a commonsense approach for dieters, overeaters, undereaters, emotional eaters, and everyone in between!, Gürze Books, Carlsbad 2005

Knop, Uwe: Hunger & Lust – das erste Buch zur Kulinarischen Körperintelligenz, Books on Demand GmbH, Norderstedt 2009

Kuffel, Frances: Angry fat girls – 5 women, 500 pounds, and a year of losing it ... again, Berkley Books, New York 2010

Kuffel, Frances: Passing for thin – losing half my weight and finding my self, Broadway Books, New York 2004

Langsdorff, Maja: Die heimliche Sucht, unheimlich zu essen, Fischer Taschenbuchverlag, Frankfurt am Main 1995

Martin, Cherie: Natürlich schlank ohne Diät, Knaur Verlag, München 1997

McCubbrey, Dorie: How much does your soul weigh? Diet-free solutions to your food, weight, and body worries, HarperCollins Publishers Inc., New York 2002

Mintle, Linda: Press pause before you eat – say good-bye to mindless eating and hello to the joys of eating, Howard Books, New York 2009

Orbach, Susie: Anti-Diät Buch – Über die Psychologie der Dickleibigkeit, die Ursachen von Esssucht, Verlag Frauenoffensive, München 1983

Orbach, Susie: Anti-Diät Buch II – Eine praktische Anleitung zur Überwindung von Esssucht, Verlag Frauenoffensive, München 1978

Osho: Essen & Ästhetik – Gedanken zu Ernährung und bewusstem Leben, Osho in der Innenwelt Verlag GmbH, Köln 2003

Peters, Achim: Das egoistische Gehirn, Ullstein Verlag, Berlin 2011

Roth, Geneen: Gönn dir, was dir gut tut, Herder Verlag, Freiburg im Breisgau 2000

Roth, Geneen: Essen als Ersatz, Rowohlt Taschenbuch Verlag, Reinbeck bei Hamburg 1989

Roth, Geneen: Women, Food and God – an unexpected path to almost everything, Simon & Schuster, Inc., New York 2010

Silverstone, Alicia: Meine Rezepte für eine bessere Welt – Bewusst genießen, schlank bleiben und die Erde retten, Arkana Verlag, München 2011

Somov, Pavel G.: Eating the moment – 141 mindful practices to overcome overeating one meal at a time, New Harbinger Publications, Inc., Oackland, CA 2008

Spangle, Linda: Life is hard food is easy – The 5-Step Plan to overcome emotional eating and lose weight on any diet, LifeLine Press, Washington DC 2003

Storch, Maja: Mein Ich Gewicht – Wie das Unbewusste hilft, das richtige Gewicht zu finden, Pendo Verlag, München und Zürich 2007

Tribole, Evelyn; Resch, Elyse: Intuitive Eating – a revolutionary program that works, St. Martin's Press, New York 1995

Virtue, Doreen: Constant Craving – what your food cravings mean and how to overcome them, Hay House Inc., Carlsbad, CA 1995

Virtue, Doreen: The yo-yo diet syndrome – how to heal and stabilize your appetite and weight, Hay House Inc., Carlsbad, CA 1989

Werner, Benno: Gesund bleiben im Rhythmus der Jahreszeiten – Natürlich leben mit SeasonIn, Kreuz Verlag, Stuttgart 2007

Williamson, Marianne: A Course in Weight Loss – 21 spiritual lessons for surrendering your weight forever, Hay House Inc., London 2010

Wilson Schaef, Anne: Im Zeitalter der Sucht – Wege aus der Abhängigkeit, Deutscher Taschenbuch Verlag GmbH, München 1991